ALEXANDER KUMPTNER

Meine
LIFE-FIT-BALANCE

SCHLANK, FIT & GESUND DANK
INTERVALLFASTEN & EFFEKTIVEM WORK-OUT

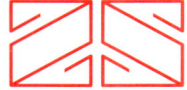

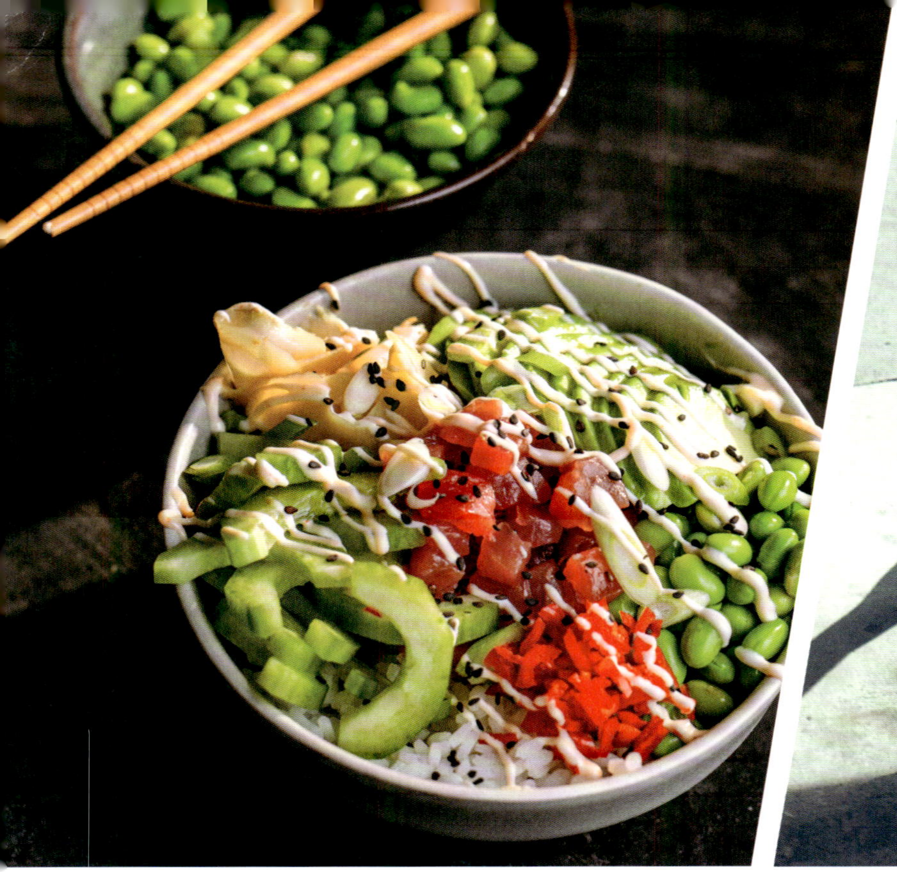

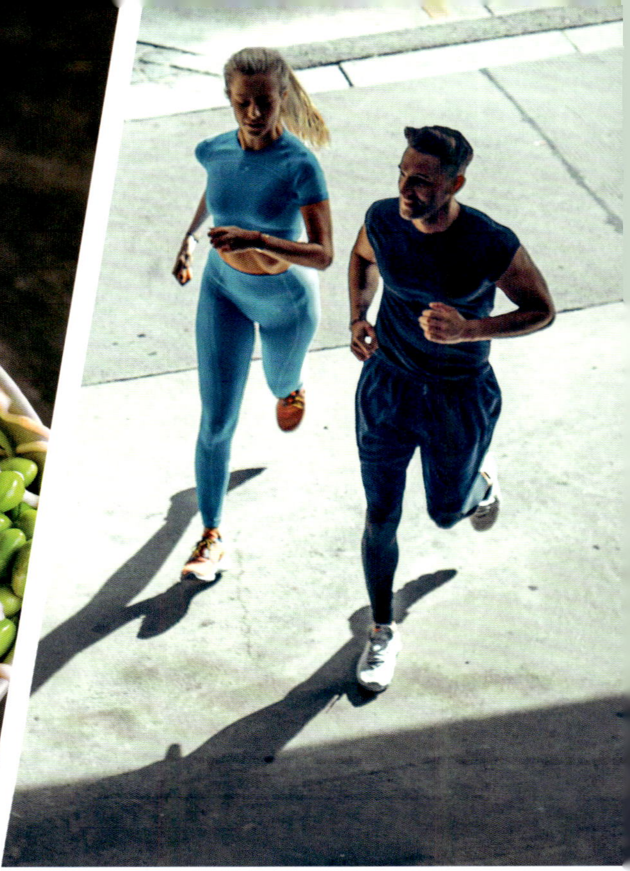

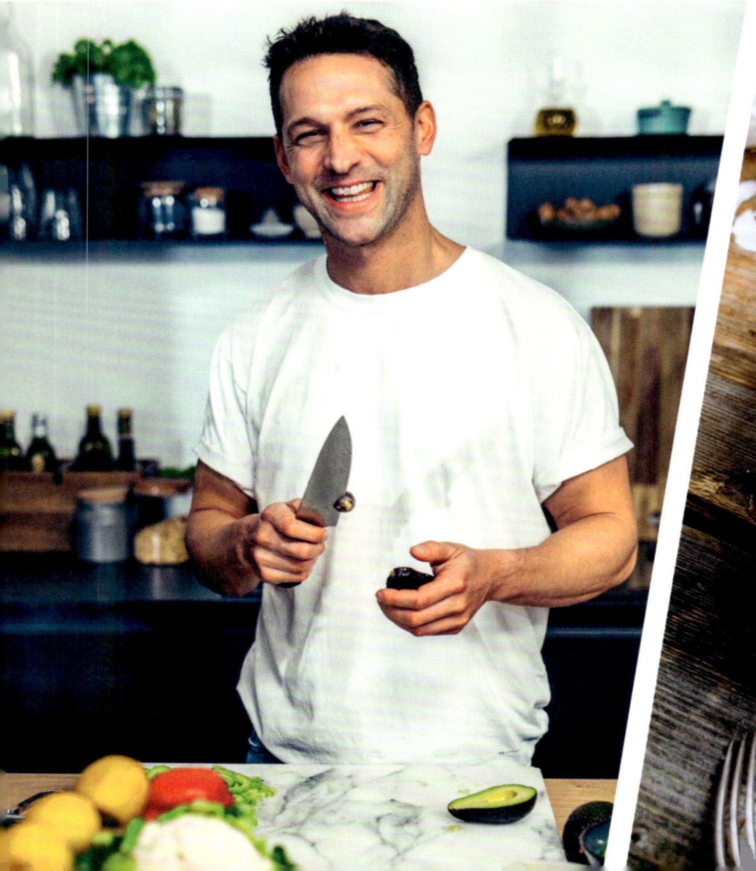

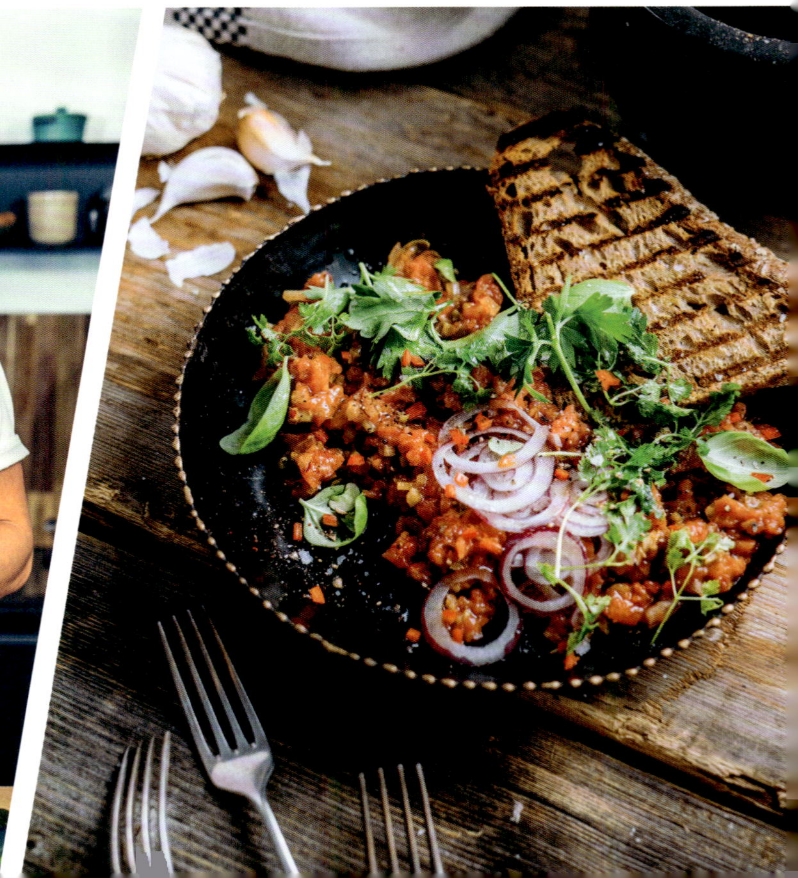

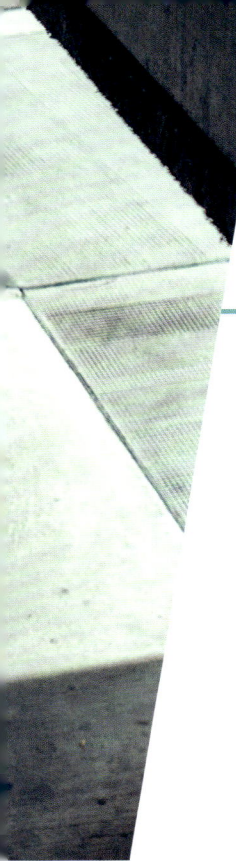

INHALT

VORWORT

Kochen, essen und genießen – das ist meine große Leidenschaft und für mich als Profi-koch einfach riesiges Glück. Leider hat der Spaß auch seine Schattenseiten. Wer kennt das nicht? Zu viel Essen – vor allem zwischendurch – schadet der Figur, macht erst unzufrieden und danach auch noch ein schlechtes Gewissen. Genuss? Fehlanzeige!

Als ich das vor einiger Zeit gemerkt habe, begann ich, nach einer Ernährungsform zu suchen, bei der ich essen darf, was ich brauche, aber trotzdem fit und happy sein kann. Nachdem ich einige merkwürdige Diäten ausprobiert hatte, entdeckte ich das Teilzeitfasten für mich – nicht nur als effektives Schlank- und Fit-Programm, son-dern als umfassenden Lebensstil: Meine LIFE-FIT-BALANCE.

»Mein Programm ist keine Diät im herkömmlichen Sinne, sondern eine Lebenseinstellung.«

Das Prinzip ist denkbar einfach: Ob zu Hause oder unterwegs – ich esse seitdem nur noch zweimal am Tag – und zwar von Montag bis Freitag gesund und am Wochenende alles, worauf ich Lust habe. Dazu kommt ein kurzes knackiges Sportprogramm, das ich überall auf der Welt absolvieren kann. Und natürlich meine Rezepte, die alle guten Vorsätze unterstützen.

Bitte versteh dieses Buch nicht als Diätbuch, sondern als Anregung für einen Lifestyle, der glücklich macht. Ich möchte dir damit beweisen, dass jeder fit sein kann, ohne auf etwas zu verzichten. Probier es einfach aus!

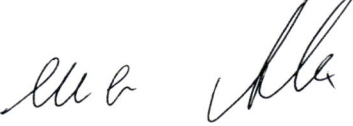

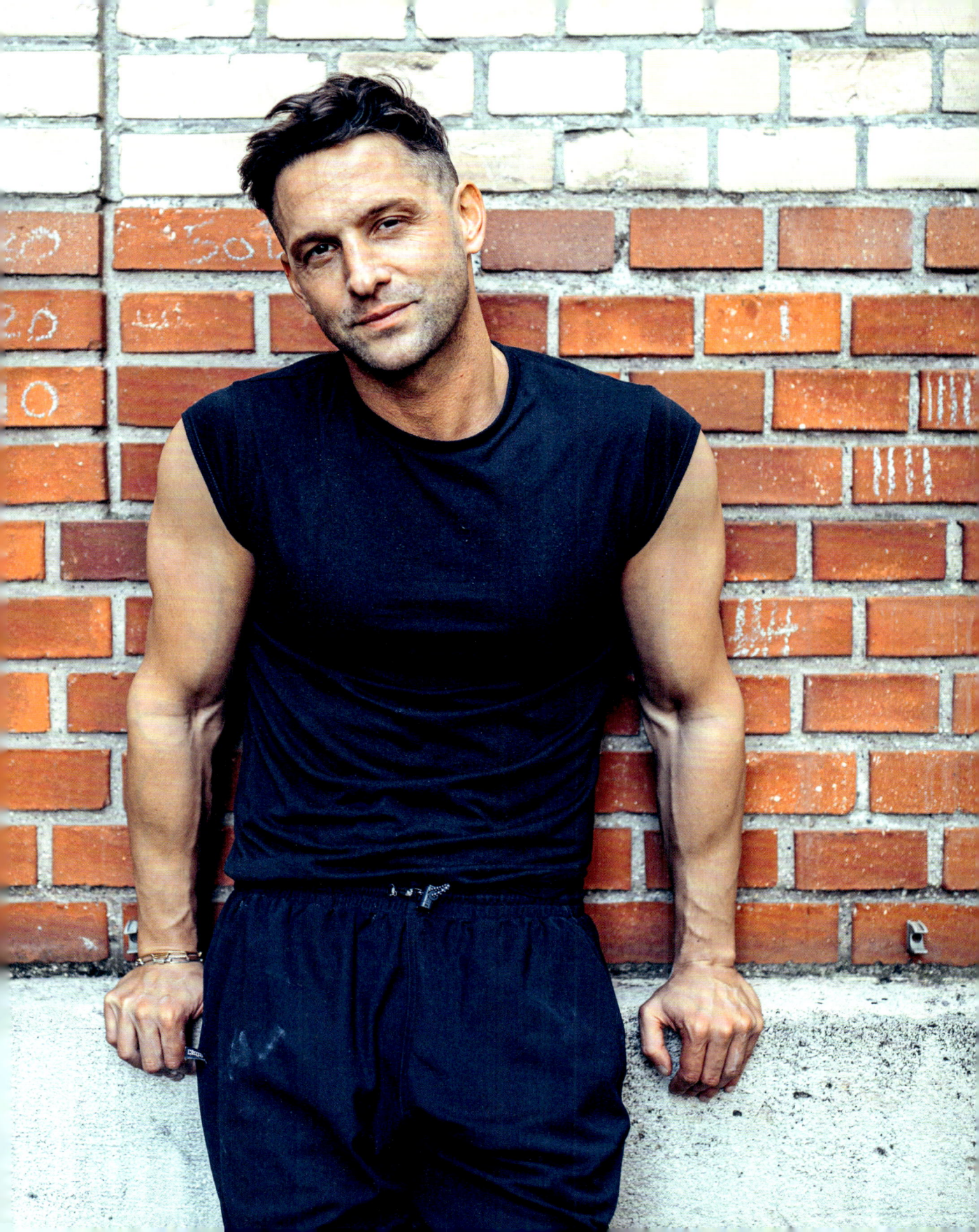

ISS DICH FIT

MEIN ERNÄHRUNGSPROGRAMM

Mein Geheimnis für ein besseres Körpergefühl?
Alles andere als Hokuspokus: Essen nach dem Prinzip
Intervallfasten, etwas Kenntnis über gesunde
Lebensmittel, dazu ein kurzes, aber effektives Work-out.
Mehr brauche ich nicht — und du auch nicht!

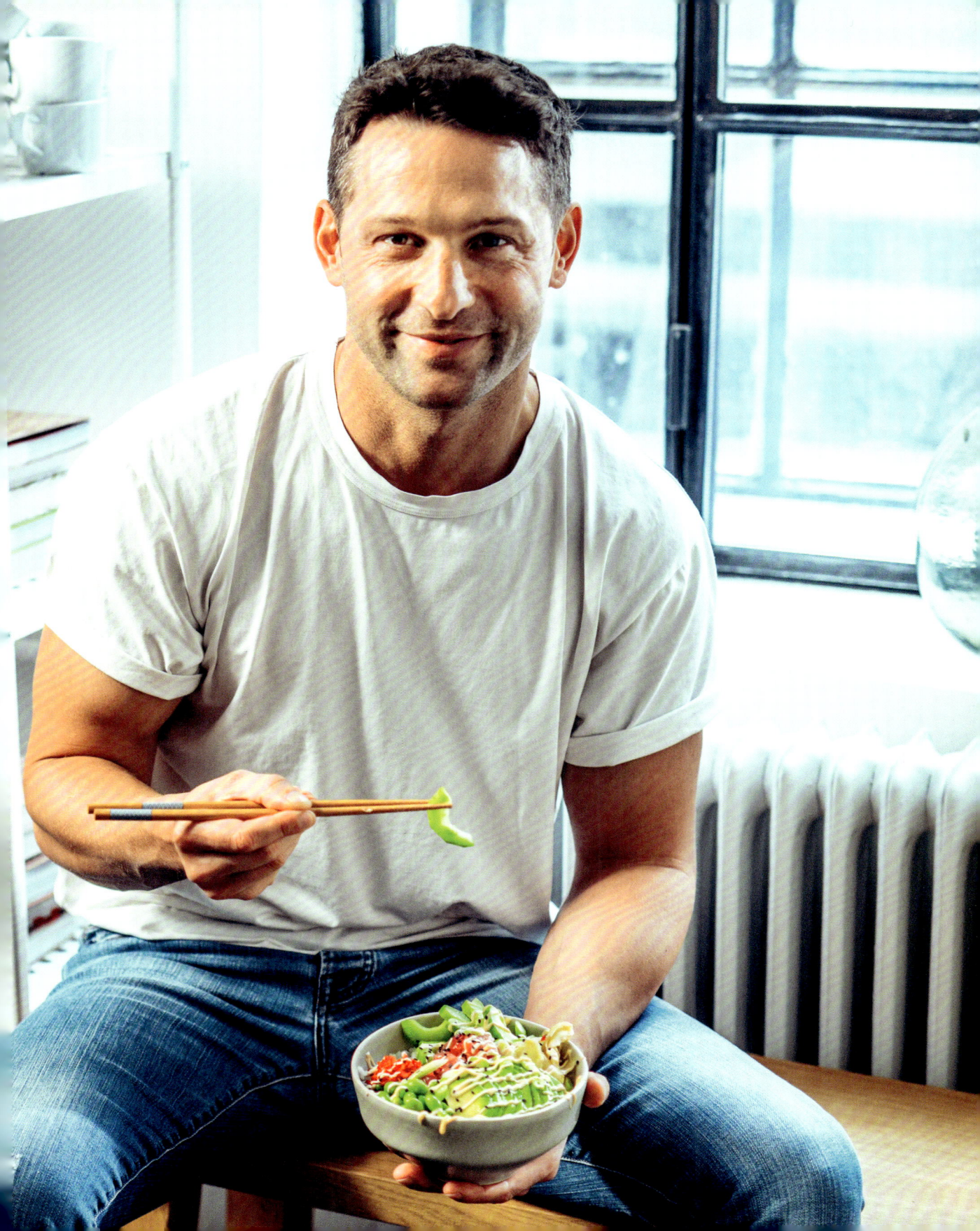

LIFE-FIT-BALANCE: MEIN PERSÖNLICHES FIGURPROGRAMM

„Alex, wie schaffst du es, Koch zu sein und gleichzeitig schlank zu bleiben?" Wenn jemand keine Küchentricks von mir hören möchte, dann stellt er mir mit ziemlicher Sicherheit diese Frage. Ich beantworte sie natürlich gerne, muss aber – wenn ich ehrlich sein will – erst einmal zurückfragen: *„Hey, wie viel Zeit hast du?"*

Die meisten haben keine Zeit. Angeblich. Nicht zum Einkaufen, nicht zum Kochen, nicht zum Sporteln, nicht zum Warten, nicht zum Zuhören und leider auch nicht zum Genießen. Und genau das ist das Problem. Denn man muss ein paar Zusammenhänge kennen, um zu verstehen, wie ein Koch, der wahnsinnig gerne isst und leider nicht so wahnsinnig diszipliniert ist, seine Figur einigermaßen halten kann. Dabei geht es nicht in erster Linie um Küchenhacks, Kalorien und Kniebeugen. Mein Programm ist keine Diät im herkömmlichen Sinne, sondern eine Lebenseinstellung.

UM ALS SPITZENKOCH IN FORM zu bleiben, habe ich ein Programm entwickelt, das perfekt zu meinem Lebensstil passt und für jedermann geeignet ist. Mit meinen unkomplizierten Fitnessrezepten, mit Nährwertwissen, Intervallfasten und einem Work-out für zu Hause lässt sich das ganz easy umsetzen.

STÄNDIG SNACKEN HAT FIESE FOLGEN

Alles begann vor ein paar Jahren. Ich hatte wie so oft viel und leidenschaftlich gearbeitet, war eingezwängt in Pflichten und Termine, die mir einerseits viel Spaß machten, mir andererseits aber auch jegliche Freiheit nahmen. Ich fühlte mich zeitweise wie eine Marionette im Kreislauf eines Alltags, der sich immer schneller drehte. Ich erledigte, was anstand, doch irgendetwas stimmte nicht mehr. Ich spürte keine große Freude mehr am Essen, denn ich hörte nicht mehr auf meinen Körper. Das Bewusstsein fürs Wohlfühlen war mir abhandengekommen. Das zeigte sich unter anderem daran, dass ich mir zum Beispiel bei Dreharbeiten zwischendurch ständig irgendwelche Snacks in den Mund schob, dann mit Kollegen zum Mittagessen in Form von Fast Food ging, kurz danach schon wieder Lust auf Süßes hatte und am Ende des Tages viel zu unangenehm im Bauch lag. Ich fühlte mich vollgestopft und müde, hatte aber schon wieder Lust auf Süßes.

ICH BRAUCHE EINFACH ALLES

Als das immer öfter passierte, wollte ich meine Ernährungsweise umstellen. Ich probierte verschiedene Diäten aus. Mal Keto, mal Low Carb, mal reduzierte ich Fett oder verzichtete eine Zeit lang auf Nudeln. Doch das hielt ich immer nur kurz durch. Ich konnte es kaum abwarten, bis die Diät zu Ende war, und stürzte mich danach sofort auf alles, was ich mir eine Zeit lang verboten hatte. Ich litt dem Ende der Diät regelrecht

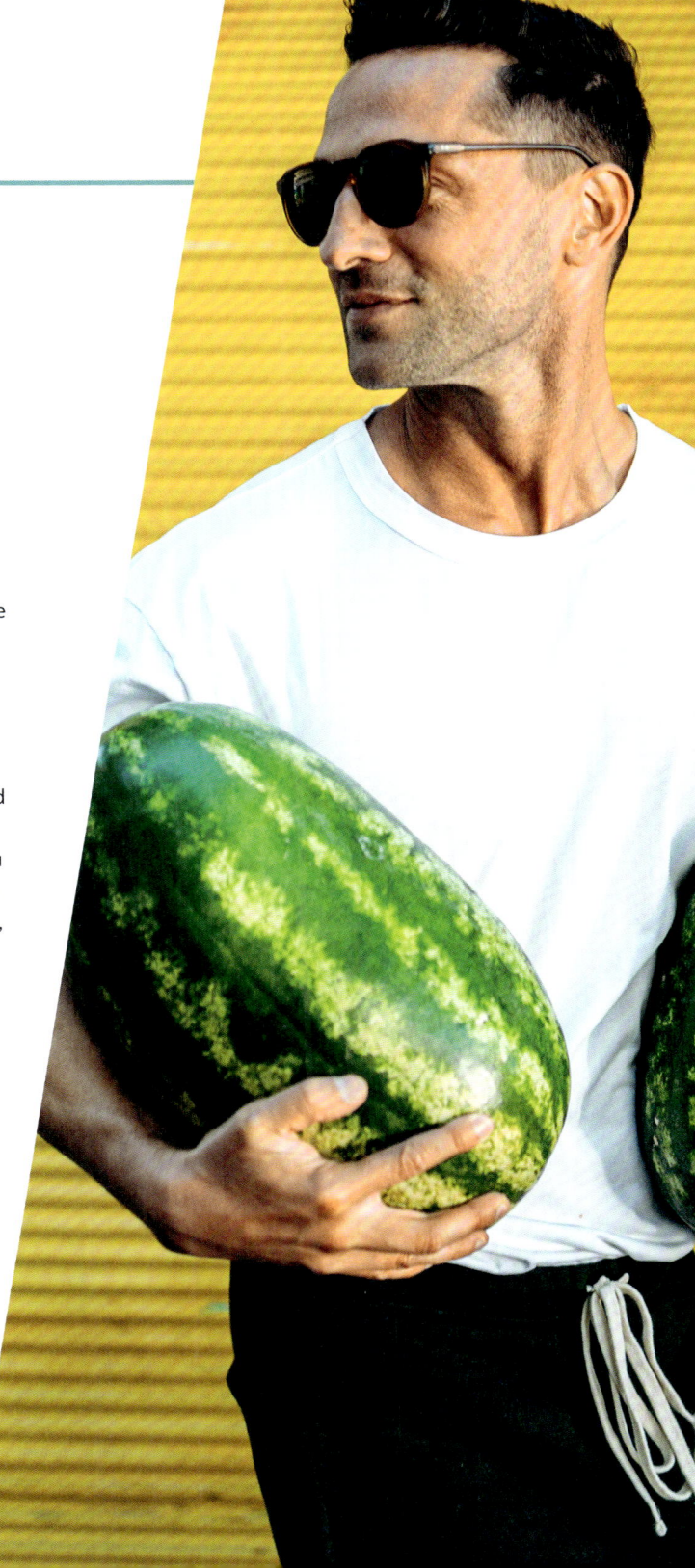

entgegen. Je mehr Sachen ich nicht mehr essen wollte, desto größer wurde die Lust darauf. Der Fall war für mich klar: Ob Kohlenhydrate, Fett oder Eiweiß – ich brauche einfach alles. Sonst geht's nicht. Der ewige Wechsel zwischen Heißhunger und Fress-Flashs ging mir auf die Nerven. Meine Stimmung stieg und sank ebenso wie mein Gewicht.

16 STUNDEN NICHTS ESSEN
Zufällig landete ich dann beim Intervallfasten mit der simplen Variante „Acht Stunden essen, 16 Stunden nicht essen". Ich probierte es aus und merkte sehr schnell, dass das etwas ist, das ich auch auf Dauer durchhalten kann, weil es genau zu meinem Lebensstil passt. Ob ich zu Hause in Wien, bei wechselnden Arbeitszeiten, auf Reisen, in Meetings, bei Dreharbeiten oder im Urlaub bin – ich finde (fast) immer einen Weg, um es durchzuhalten. Und wenn nicht – Achtung, jetzt kommt das Beste! –, dann ist es auch nicht schlimm. Denn ich weiß genau, was ich tun muss, um meine Balance wiederzufinden. Ab Seite 36 verrate ich mehr als 50 einfache

▶▶▶

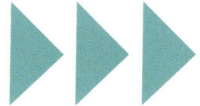

Rezepte jeweils mit Nährwerten und Kalorienangaben, die dieses Prinzip unterstützen, ohne dass die Ernährung einseitig wird. Alle wichtigen Grundnahrungsstoffe sind darin enthalten.

START MIT SCHWARZEM KAFFEE

Mein Alltag beginnt heute in der Regel morgens um sieben Uhr. Dann stehe ich auf und mache mir − anders als früher − kein Frühstück. Ein schwarzer Kaffee ist für mich der beste Start in den Tag. Ich kippe den nicht nebenbei herunter, sondern nehme mir bewusst Zeit dafür. Dazu gibt's noch ein Glas Wasser. Anfangs kam ich mit Magenknurren in die Küche, doch das ist inzwischen vorbei, was beweist, dass der Körper sich gut ans Intervallfasten gewöhnen kann. Nach dem Kaffee fühle ich mich fit fürs Gym in Wien oder für mein Work-out im Hotelzimmer. In den Stunden danach blende ich das Thema Essen mental aus und konzentriere mich voll auf meine anderen Aufgaben. Das fällt mir am Anfang des Vormittags nicht besonders schwer. Doch gegen Mittag kommt der Punkt, an dem es hart wird. Dann meldet sich mein Hunger mit aller Wucht. Doch ich halte ihn immer noch ein bisschen hin.

ABWECHSELND JAGEN, ESSEN, FASTEN

Danach dauert das Warten nicht mehr lange. Jetzt freue ich mich so richtig aufs Essen, denn ich kann es guten Gewissens genießen. Gegen 14 Uhr beginnt meine Essenszeit. Wie viel ich dann zu mir nehme, hängt davon ab, was ich abends vorhabe. Der Abend ist meine Lieblingszeit zum Essen. Da darf es gerne viel sein. Wenn ich das vorher einplanen kann, berechne ich meine Mittagsmahlzeit entsprechend. Kommt abends reichlich auf den Teller, nehme ich mittags etwas weniger. Wenn ich intensiv Sport getrieben habe, erhöhe ich meine Kalorienzahl. Da ist dann auch mal ein Eis oder ein Stück Kuchen drin. Abwechselnd jagen, essen, fasten − für dieses Programm ist der Mensch gemacht. So konnte er in der Urzeit überleben, auch wenn es mal längere Zeit kein Mammut gab. Dass das Intervallfasten auch noch viele andere gesundheitliche Vorteile hat, kommt mir entgegen.

VON MONTAG BIS FREITAG GESUND

Im Alltag koche ich so viel wie möglich selbst. Von Montag bis Freitag kommt bei mir überwiegend Unkompliziertes, aber Gesundes auf den Tisch. Davon wirst du im Rezeptteil dieses Buchs einiges kennenlernen. Die Disziplin dafür bringe ich auf, weil gesundes Essen mir genauso viel Spaß macht wie Kochen. Ob beim Sport oder im Beruf − auch sonst geht es nicht ohne Willenskraft. Ich liebe es, mich für etwas anzustrengen, für das ich später belohnt werde. Ich bin immer wieder erstaunt, wie viele Menschen zum Beispiel im Job richtig ehrgeizig sind, aber beim Essen jedem noch so kleinen Gelüst sofort nachgeben − und das, obwohl sie genau wissen,

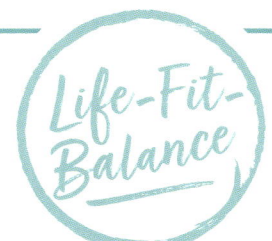

dass es ihnen hinterher nicht gut damit geht. Meist liegt das gar nicht daran, dass ihnen die nötige Willenskraft fehlt, sondern dass sie kein brauchbares Abnehmkonzept kennen und ausschließlich nach Bauchgefühl ohne Plan vor sich hinwurschteln.

ZURÜCK ZUR FREUDE AM ESSEN

Beim Intervallfasten habe ich gelernt, wieder intensiv zu genießen. Es gibt doch nichts Schöneres, als sich mit Bärenhunger und leerem Magen an den Tisch zu setzen und dann in aller Ruhe und ohne schlechtes Gewissen so richtig reinzuhauen. Leider kommt uns dieser Genuss durch den gigantischen Überfluss, in dem wir heute leben, und die ständige Verfügbarkeit von Leckereien immer mehr abhanden. Der Vorsatz, zeitweise bewusst auf Nahrung zu verzichten, ist für mich ein Weg zurück zur Freude am Essen. Dass es nichts bringt, sich diese Freude mit Schrott-Essen nach dem Motto „Hauptsache viel und billig" zu verderben, ist für mich selbstverständlich. Deshalb setze ich unter der Woche vor allem auf frisches Gesundes und halte mich in einem leichten Kaloriendefizit, verbrauche also mehr Energie als ich aufnehme (wie das funktioniert, erfährst du auf Seite 15).

SCHLEMMEN MIT GUTEM GEWISSEN

Ganz anders wird das am Wochenende. Da habe keine Berührungsängste mit Pizza, Pommes, Pasta oder Mousse au Chocolat. Samstags und sonntags geht bei mir alles, worauf ich Lust habe. Einen ganzen Cheat Day mit dreimal Bauch voll brauche ich dafür nicht. Eine große Mahlzeit reicht. Als bekennender Süß-Junkie möchte ich nicht immer verzichten müssen. Dafür ist mir das Leben zu kurz. Doch ich muss den Spaß nicht jeden Tag haben. Lieber seltener schlemmen mit gutem Gewissen als ständig ohne echten Genuss. Mit dem Alkohol halte ich es übrigens ähnlich. Da reiße ich mich von Montag bis Freitag zusammen und reserviere ihn mir fürs Wochenende.

SCHLUSS MIT JETZT-IST-AUCH-WURSCHT

Das klingt jetzt alles ganz schön streberhaft, oder? Ist es aber gar nicht. Ob du es glaubst oder nicht – ich weiche ziemlich oft von meinen selbst auferlegten Regeln ab. Das kann man als Nachteil, aber auch als Vorteil sehen. Nachteil? Klar: Zucker, Alkohol, schlechtes Fett und Co. sind nicht gesund. Das weiß ich. Der große Vorteil: Wenn ich das ungesunde Zeug hin und wieder darf, halte ich das Leben mit dem Gesunden besser durch. Diese Jetzt-ist-auch-wurscht-Mentalität nach dem Motto „Wenn ich einmal vom Programm abgewichen bin, kann ich es auch gleich ganz lassen" ist komplett weg. Ich habe meinen Spaß am Wochenende und dann kehre ich zurück. Und wenn mal was dazwischenkommt, macht das auch nichts.

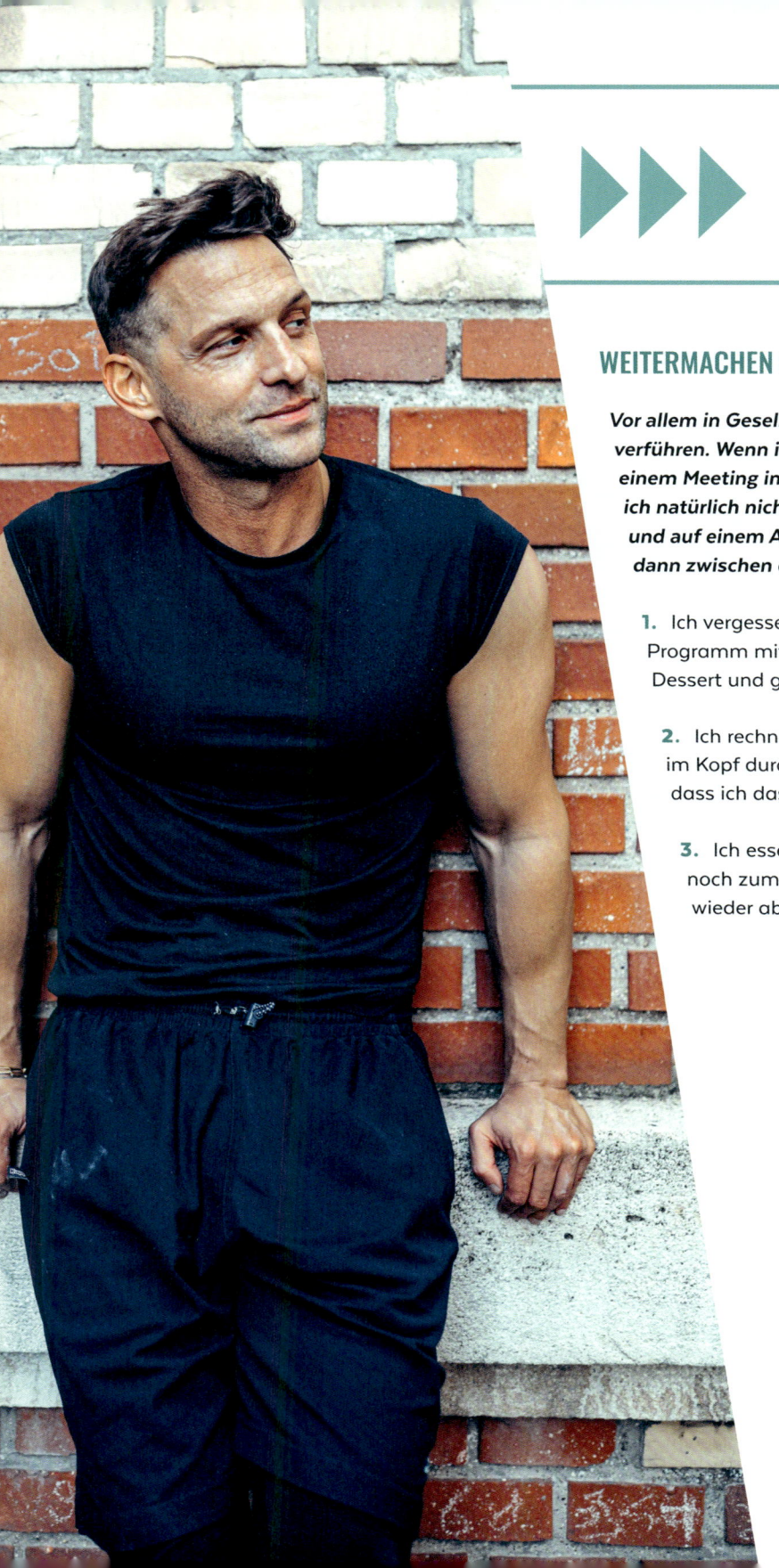

WEITERMACHEN BEIM ESSEN IM TEAM

Vor allem in Gesellschaft lasse ich mich gerne verführen. Wenn ich zum Beispiel nach einem Meeting im Team essen gehe, möchte ich natürlich nicht zwischen den anderen hocken und auf einem Apfel herumkauen. Ich wähle dann zwischen drei Möglichkeiten:

1. Ich vergesse meinen Plan, bestelle das ganze Programm mit Vorspeise, Hauptgang und Dessert und gehe abends ohne Essen ins Bett.

2. Ich rechne meine Kalorienbilanz für den Tag im Kopf durch. Das führt dann vielleicht dazu, dass ich das Dessert doch lieber weglasse.

3. Ich esse, wie ich Lust habe, und gehe abends noch zum Sport, bis die überschüssigen Kalorien wieder abgebaut sind.

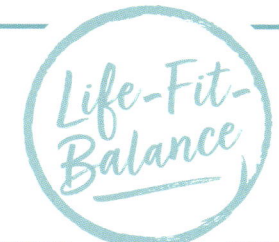

KALORIENBILANZ MIT SPORT VERBESSERN

Beim Kalorienzählen lege ich ein simples Prinzip zugrunde: Du verlierst Gewicht, wenn du mehr Kalorien verbrauchst, als du zu dir nimmst, also eine negative Kalorienbilanz hast. Die kannst du übers Essen und über Bewegung beeinflussen. Wenn du deinen Kalorienbedarf kennst (dafür gibt's eine Formel, siehe Seite 15), kannst du dein Gewicht halten, indem du genauso viel zu dir nimmst, wie du brauchst. Leider ist das nicht so einfach. Sonst hätte ja niemand Gewichtsprobleme. Wenn du dich (noch) nicht mit Kalorien auskennst, nimmst du anfangs Tabellen zu Hilfe. Auf Seite 34 zeige ich dir, wie viele Kalorien die gängigsten Lebensmittel haben. Ich kann das inzwischen auswendig (das ist eine Marotte von mir).

MIT TABELLEN ODER BAUCHGEFÜHL

Nach einiger Zeit wirst du staunen, dass du das auch schaffst oder dich so ans Intervallfasten gewöhnt hast, dass du dich nur auf dein Bauchgefühl verlassen kannst. Um alle Funktionen des Körpers vom Atmen bis zur Verdauung zu erhalten, brauchen wir 70 Prozent der Energie, die wir täglich aufnehmen. Wie viel das bei jedem Einzelnen ist, hängt von Geschlecht, Alter, Gewicht und Größe ab. Wenn du mehr willst, als du darfst, kannst du das erlaubte Maß mit Sport erhöhen. Besonders gut geht das mit Muskelaufbautraining, denn Muskeln verbrauchen praktischerweise auch dann Energie, wenn du nichts tust. Deshalb gehört Krafttraining zu meinen Favoriten beim Sport.

BEWEGUNG UND ENTSPANNUNG

Ab Seite 158 zeige ich ein kurzes, aber höchst effektives Work-out für jedermann. Das kannst du zu Hause genauso wie unterwegs machen. Du brauchst dafür keinerlei Geräte oder sonstiges Equipment – als Gewicht dient nur dein eigener Körper. Wenn du es richtig machst, kommst du dabei ganz schön ins Schwitzen. Auch beim Thema Bewegung zwischendurch habe ich meinen persönlichen Weg gefunden: Ich versuche so oft wie möglich, zu Fuß zu gehen. Ob zum Einkaufen oder zu Terminen – um Fußgänger sein zu können, plane ich immer ein bisschen mehr Zeit ein. Ich nutze zum Beispiel auch meine Füße, um andere Städte kennenzulernen, in denen ich mich berufsbedingt aufhalten muss. Das hat nicht nur eine sportliche Komponente, sondern macht auch den Kopf frei. Ein Spaziergang ist für mich Bewegung und Entspannung zugleich.

Wie du all das auch schaffst, erfährst du auf den folgenden Seiten.

Auf geht's!

GESUND ESSEN UND ABNEHMEN

Wer gesund, fit und schlank werden bzw. bleiben möchte, sollte die wichtigsten Grundlagen der Ernährung kennen. Denn Essen fördert bestenfalls den Stoffwechsel und sorgt dafür, dass du auch im Schlaf noch Energie verbrauchst.

Unser Körper braucht drei Grundnährstoffe, sogenannte Makronährstoffe, die Energie liefern. Das sind Kohlenhydrate (Carbs), Eiweiß (auch Protein genannt) und Fett. Dazu kommen Mikronährstoffe, die dem Körper zwar keine Power liefern, die aber lebenswichtige Elemente in Form von Vitaminen, Mineralstoffen, Spurenelementen und sekundären Pflanzenstoffen sind. Sie stecken vor allem in frischem Gemüse und Obst.

SCHLECHTE CARBS IM ALLTAG MEIDEN

Zu den Kohlenhydratlieferanten gehören verschiedene Nahrungsmittel. Das ist zum einen der ungesunde Zucker, zum anderen stärkehaltige Kartoffeln und Getreideprodukte (Brot, Mehl, Reis). Auch Hülsenfrüchte mit wertvollen Ballaststoffen sind reich an Kohlenhydraten. Die schlechten Carbs (in Kuchen, Keksen, Schokolade und Co.) solltest du zumindest im Alltag meiden. Kohlenhydrate sind – im Gegensatz zu Fetten und Proteinen – nicht essenziell. Das heißt, dass du sie nicht essen musst, um zu überleben. Das wiederum heißt aber nicht, dass du darauf verzichten solltest. Denn die gesunden Kohlenhydrate liefern schnelle Energie, die dich leistungsfähig macht. Ich esse Carbs am liebsten in Form von Couscous, Reis, Pasta (gerne auch als Vollkornvariante), Süßkartoffeln, Quinoa oder Hirse.

PROTEIN ALS GRUNDBAUSTEIN

Gute Eiweißlieferanten sind Fisch, Fleisch, Milchprodukte, Eier (tierische Proteine) sowie Hülsenfrüchte, Tofu und weitere Sojaprodukte als pflanzliche Alternativen. Eiweiß ist der Grundbaustein unseres Körpers. Es spielt für den Muskelaufbau ebenso wie fürs Abnehmen eine wichtige Rolle. Beim Fleisch (immer in Bioqualität, ich esse kein Billigfleisch) greife ich am liebsten zu Hühnerbrust und Speck, beim Fisch mag ich Thunfisch und geräucherten Lachs. Tofu kommt bei mir meist gebraten auf den Tisch. Quark, Hüttenkäse, griechischer Joghurt und Mozzarella gehören bei den Milchprodukten zu meinen Favoriten. Eier esse ich gern gekocht oder als Eierspeise zubereitet.

KEINE ANGST VOR GESUNDEM FETT

Grundsätzlich solltest du keine Angst vor Fett haben. Der Körper braucht essenzielle Fettsäuren, die er selbst nicht herstellen kann, unter anderem für Herz, Gehirn, Augen und um fettlösliche Vitamine zu verwerten. Solange du auf die Qualität achtest, macht Fett nicht fett. Gesund sind vor allem Fette aus Pflanzenölen (Raps-, Oliven-, Leinöl) und aus Fischen (Hering, Lachs, Makrele). Tierische Fette aus Fleisch, Käse oder Butter solltest du nur wenig essen. Richtig schädlich sind sogenannte Transfette, die bei der Verarbeitung von Fett entstehen. Sie stecken vor allem in frittierten Speisen, Fertiggerichten, Gebäck und Fast Food.

WIE VIEL DARF'S DENN SEIN?

Dein Energiebedarf hängt davon ab, wie alt du bist, wie viel du wiegst und ob du ein Mann oder eine Frau bist. Wenn du es ganz genau wissen willst, findest du im Internet Kalorienrechner, die deine Größe, dein Geschlecht, dein Gewicht und dein Alter berücksichtigen. Ansonsten gilt folgende Formel: **Ein Erwachsener verbraucht pro Stunde im Durchschnitt 1 Kalorie pro Kilogramm Körpergewicht.** Das heißt: Wenn du 70 Kilo wiegst, verbrauchst du im Ruhezustand jeden Tag 1680 Kalorien (70 × 24 Stunden). Isst du mehr, als du brauchst, nimmst du zu. Isst du weniger, nimmst du ab. Isst du angemessen, hältst du dein Gewicht. Das ist aber nicht in Stein gemeißelt. Wenn du mal besonders viel geschmaust hast, kannst du das später wieder ausgleichen. Kommst du eine Zeit lang gar nicht zum Essen, wird dein Hunger dafür sorgen, dass du die fehlenden Kalorien bei der nächsten Gelegenheit wieder reinholst. Natürlich spielt auch die Bewegung eine Rolle: Je mehr du dich bewegst, desto mehr Kalorien darfst du verbrauchen, ohne zuzunehmen.

Meine Tricks dabei: Ich versuche, in der Woche immer leicht im Kaloriendefizit zu bleiben. Wenn das nicht klappt, setze ich mich (leider) manchmal darüber hinweg oder ich mache noch eine Runde Sport. Am Wochenende esse ich dann, wie ich will.

MEINE REGELN FÜR EINE GESUNDE ERNÄHRUNG

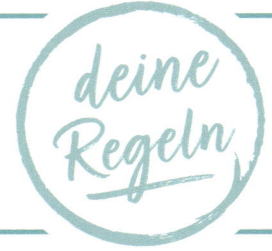

deine Regeln

1. Trinke jeden Tag mindestens 1½ Liter (wenn du Sport treibst, ruhig mehr) Wasser oder kalorienfreie Getränke wie ungesüßte Tees. Behandele Fruchtsäfte, Nektar, Softdrinks, Cola und alkoholische Getränke wie Süßigkeiten und genieße sie nur ausnahmsweise am Wochenende, wenn du nicht darauf verzichten willst.

2. Koche frisch (am besten selbst) und meide Fertiggerichte sowie verarbeitete Lebensmittel mit Zusatzstoffen. Gare dein Essen möglichst kurz. Lass nichts anbrennen.

3. Iss jeden Tag Eiweiß in Form von Milchprodukten (Naturjoghurt, Quark, Käse) oder pflanzlichen Alternativen, Fisch ein- bis zweimal wöchentlich, Fleisch – wenn überhaupt – nur wenig (300 bis 600 Gramm pro Woche).

4. Ernähre dich überwiegend pflanzlich mit sehr viel Gemüse und viel Obst.

5. Ob Brot, Pasta oder Reis – wähle so oft wie möglich die Vollkornvariante.

6. Achte auf das richtige Fett, am besten aus Pflanzenölen wie Raps- oder Olivenöl. Meide schädliche Transfette, indem du im Alltag auf Wurst, Gebäck, Süßwaren, Fast Food und Fertigprodukte verzichtest.

7. Gönne dir Süßes nur in Ausnahmesituationen. Ansonsten machst du einen großen Bogen um Zuckriges. Beim Salz solltest du dich ebenfalls zurückhalten. Du würzt gesünder mit Kräutern.

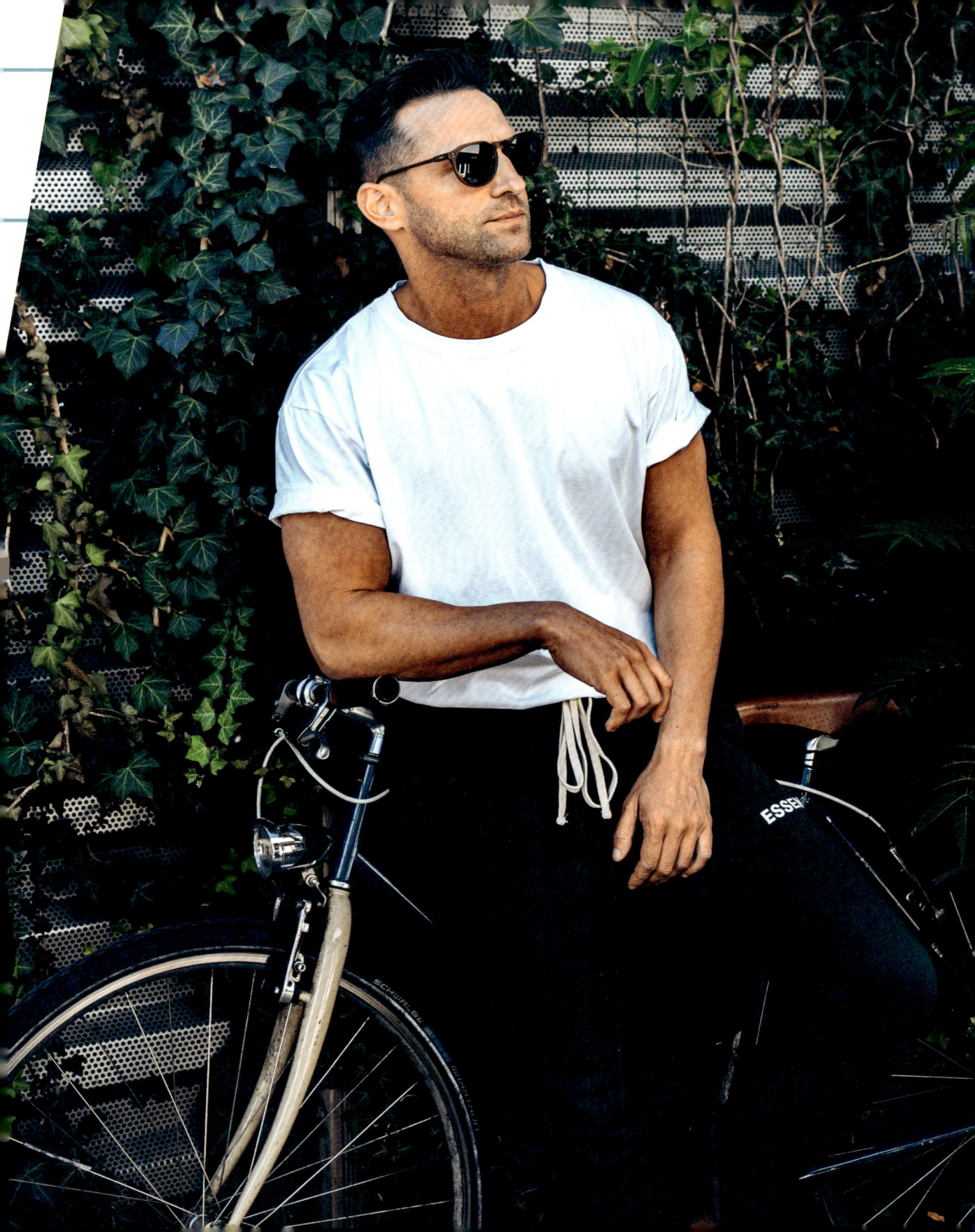

INTERVALLFASTEN: GROSSE PAUSE FÜR DEN BAUCH

Nicht rund um die Uhr zu essen, ist ein verblüffender Boom geworden. Nahrungsverzicht auf Zeit tut uns in vieler Hinsicht gut. Hier erfährst du, was Intervallfasten Wunderbares im Körper bewirkt und warum es keine Diät ist, sondern ein Lifestyle, an den man sich sehr leicht gewöhnen kann.

Die Überflussgesellschaft macht's möglich – wir können heute ständig essen. Drei große Mahlzeiten, süße Snacks zwischendurch und abends noch salziger Knabberkram zum Bier – Essbares ist fast immer und überall verfügbar. Selbst unterwegs verführt Leckeres to go gleich an der nächsten Ecke dazu, auch beim Gehen noch nebenbei zu futtern. Dazu kommt: Viele Menschen essen geradezu sklavisch nach der Uhr. „Oh, es ist Mittag? Dann brauche ich jetzt aber mal ganz schnell etwas Leckeres." Dabei spielt es keine Rolle, was vorher war und ob man überhaupt Hunger hat. Ein Grundsatz, der nicht nur zu ungesundem, sondern vor allem zum Zu-viel-Essen führt. Für mich ist Intervallfasten zum Lebensstil geworden. Während klassische Diäten immer ein Ablaufdatum haben, kannst du es an 365 Tagen im Jahr anwenden, ohne zu verzichten. Du musst dabei nur aufs Timing achten. Probier es einfach mal. Wenn ich das schaffe, schaffst du es auch!

PASSENDE PROGRAMME FÜR JEDEN

Vielleicht kam die Entdeckung des Intervallfastens (auch Teilzeitfasten oder intermittierendes Fasten genannt) gerade richtig, um diese verhängnisvolle Entwicklung zu stoppen. Fasten auf Zeit ist eine Ernährungsform, bei der es darum geht, möglichst lange Esspausen zwischen den Mahlzeiten einzuhalten. 16 Stunden ohne Nahrung sind dabei Standard. Da man die Nacht einbeziehen kann, ist das nicht sonderlich schwer umzusetzen – allerdings erst, wenn man sich daran gewöhnt hat. Dafür stehen verschiedene Programme zur Auswahl (siehe Seite 21 f.), die jeder passend zu seinem Lebensstil umsetzen kann. Das Wichtigste ist dabei nicht unbedingt, was du isst, sondern wann du es zu dir nimmst.

VON DER NATUR ZUM FASTEN ANGELEGT

Aus wissenschaftlicher Sicht gibt es viele gute Gründe fürs Intervallfasten, das der Natur des Menschen keineswegs widerspricht. Im Gegenteil: Als Jäger und Sammler sind wir dafür angelegt, lange durchzuhalten. Schließlich konnten unsere Vorfahren in grauer Vorzeit nicht gleich etwas vertilgen, wenn sich der kleine Hunger mit ein bisschen Appetit meldete. Sie mussten selbst mit Bärenhunger und Riesenloch im Bauch noch genug Energie aufbringen, um ein Mammut zu erlegen. Das klappte auch, denn sonst hätten die Menschen nicht überlebt. Der Körper holt sich die nötige Energie aus den Reserven, also aus Muskeln und Fett, wenn nicht ständig nachge-

legt wird. Unser Organismus mag diese Pausen, denn Dauer-
essen ist purer Stress für ihn. Kein Wunder also, dass viele
Menschen (mich eingeschlossen) sich beim Intervallfasten
ausgesprochen wohlfühlen.

FASTEN ALS MEDIZIN

Es ist noch nicht endgültig erforscht, was Fasten alles
kann, doch viele gesundheitliche Effekte sind bereits
belegt. Zum Beispiel werden die Zellen gegenüber Insulin
wieder empfindlicher, was die Diabetesgefahr senkt. Heil-
und Intervallfasten hat auch bei einer Fettleber, chronischen Schmerzen, Rheuma oder Multipler Sklerose
positive Wirkungen. Ein paar Fastentage oder regel-
mäßig 16 Stunden Essensverzicht können Cholesterin-
und Entzündungswerte verbessern und das Risiko für
einen Herzinfarkt senken. Außerdem wird die Darmflora dabei geschont. Doch damit noch nicht genug,
ich habe noch eine gute Nachricht für dich: Esspausen halten jung.

AUTOPHAGIE: JUNGBRUNNEN FÜR DIE ZELLEN

Dass Nahrungsverzicht auf Zeit wie ein Jungbrun-
nen auf den gesamten Organismus wirkt, liegt an
der sogenannten Autophagie (übersetzt: Selbst-
verdauung), die anspringt, wenn wir Hunger ver-
spüren, aber nicht gleich essen. Das ist eine prak-
tische Angelegenheit. Denn der Körper putzt sich
dabei selbst, indem die Zellen sich sozusagen
selbst recyceln. Der Organismus baut nicht
benötigtes und krankes Zellmaterial ab, ver-
wertet es woanders zur Energiegewinnung
oder entsorgt es als Abfall. Wenn weniger

▶▶▶

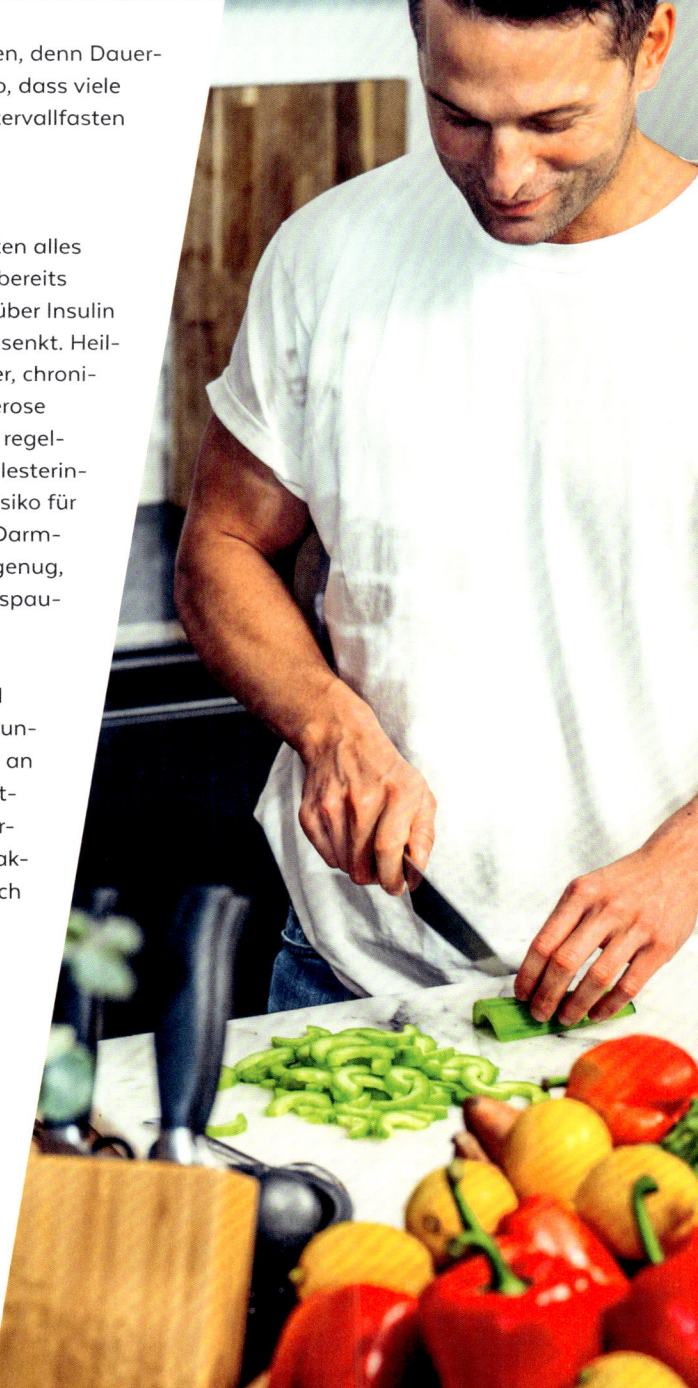

Nahrung kommt als erwartet und zeitweilig ein Energiedefizit besteht, setzt sich die Autophagie in Gang und beschleunigt den Prozess, in dem sich Zellen normalerweise erneuern. Im Körper entwickeln sich dann fast täglich neue Zellen, die sonst erst nach Tagen oder Wochen fertig würden.

DAS RICHTIGE TIMING: FASTEN UND SPORT

Auch beim Sport ist Intervallfasten ein wichtiges Tool. Am besten achtest du aufs richtige Timing und machst deine Sporteinheit nach der Fastenzeit auf nüchternen Magen. So werden die Fettdepots am schnellsten angegriffen, denn der Körper kann nicht auf Kalorien zurückgreifen. Natürlich darfst und sollst (!) du dabei viel trinken, aber bitte kalorienfrei. Ich trinke viel Wasser und ungesüßten Tee. Gegen den kleinen Hunger zwischendurch hilft mir ein schwarzer Kaffee oder Sprudelwasser.

INTERVALLFASTEN: DIE VORTEILE AUF EINEN BLICK

Essensverzicht auf Zeit …

+ hilft dir, ein gesundes Gewicht zu erreichen und zu halten.
+ hält dich jung und fit.
+ lehrt dich auf angenehme Weise, was Hunger ist.
+ verbessert deine Genussfähigkeit.
+ sorgt dafür, dass du dich länger konzentrieren kannst und dich wohler fühlst.

GESUND ABNEHMEN OHNE RISIKO

Fasten oder Teilzeitfasten ist keine Wunderdiät, aber trotzdem wirkungsvoll zum Abnehmen. Es setzt einen Stoffwechselprozess in Gang, der dafür sorgt, dass der Körper an seine Fettreserven geht. Wer starkes Übergewicht hat, nimmt meist recht schnell damit ab und erreicht sein Normalgewicht. Die Zeitumstellung in Sachen Ernährung kann auch ein paar Lifestyle-Kilos killen, ist aber nichts für Hungerkünstler.

Du setzt dich damit keinem Risiko aus, wenn du dich zu den Mahlzeiten gesund satt isst. Intervallfasten greift auch das gefährliche Bauchfett (das viszerale Fett) an, das Hormone und Entzündungsstoffe produziert, die der Gesundheit schaden. Ein weiterer Pluspunkt: Anders als bei Crashdiäten wird der Stoffwechsel nicht komplett gedrosselt und du verlierst keine Muskeln. Das heißt, dass es auch keinen Jo-Jo-Effekt gibt, mit dem du nach einer Hungerphase so auf Entzug bist, dass du mehr isst als vorher und zustatt abnimmst.

MEHR GENUSS BEIM ESSEN

Ganz nebenbei gibt's noch ein paar nette Nebeneffekte: Du gewinnst Zeit, denn du musst dir nur noch zweimal am Tag Gedanken über deine nächste Mahlzeit machen. Du lernst wieder echten Hunger kennen und wirst dein Essen mehr genießen als früher. Heißhunger wird bald ein Fremdwort für dich sein. Du wirst staunen, dass du dich länger konzentrieren kannst. Und nicht zu vergessen: Das Ganze ist auf Dauer angelegt.

GESUND UND FIT
MIT FASTEN AUF ZEIT

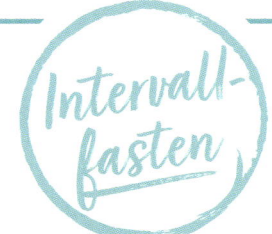

Beim Intervallfasten gibt es verschiedene Methoden, die eines gemeinsam haben:
Sie führen zu langen Esspausen, für die du idealerweise die Nacht nutzt. Hier ein Überblick
über die gängigsten Fastenmodelle.

DIE 16:8-METHODE

Das ist mein Favorit. 16:8 bedeutet, dass ich 16 Stunden faste und dann in einem Zeitfenster von acht Stunden esse (meistens zwei Mahlzeiten). Zu meinem Alltag passt es am besten, wenn ich mittags und abends eine Mahlzeit einlege und dafür über Nacht und am Vormittag gar nichts außer Wasser und schwarzem Kaffee zu mir nehme. Das geht natürlich auch anders. Du kannst zum Beispiel ein spätes Frühstück (um 10 Uhr) und ein frühes Abendessen (vor 18 Uhr) einplanen. Oder nur morgens früh und mittags essen und die Abendmahlzeit ausfallen lassen. Hauptsache, du hältst 16 Stunden am Stück ohne Essen durch.

WICHTIG ZU WISSEN
Für alle Teilzeitfasten-Konzepte gilt: In Zeiten, in denen du nicht fastest, stopfst du natürlich nicht alles hemmungslos in dich hinein, was süß und fettig ist. Betreibe also keine Völlerei, sondern achte auf eine gesunde und ausgewogene Ernährung ohne Kalorienüberschüsse.

ALTERNIERENDES FASTEN

Hier gelten klare Regeln: Beim alternierenden Fasten nimmst du an einem Tag fast gar nichts zu dir außer Wasser, Tee und Gemüsebrühe (höchstens 500 Kalorien sind erlaubt), am nächsten darfst du dann wieder normal essen. Das Programm ist nur etwas für sehr disziplinierte Menschen.

DINNER-CANCELLING

Auch das Weglassen des Abendessens ist eine Form des Intervallfastens und zum Einstieg geeignet. Du musst nicht jeden Tag, solltest aber an zwei bis drei Tagen der Woche aufs Abendessen verzichten. Stattdessen gibt's Wasser, Tee oder andere kalorienfreie Getränke. So kommst du auf etwa 14 essfreie Stunden bis zum Frühstück. Mit Frühstück-Weglassen erzielst du ähnliche Effekte.

DAS 5:2-FASTEN

Bei diesem Programm isst du an fünf Tagen in der Woche, was dir schmeckt (natürlich gesund und ausgeglichen), und an zweien (nicht aufeinanderfolgenden Tagen) nur ganz wenig, also nicht viel mehr als 500 bis 600 Kalorien. Dabei verzichtest du auf Kohlenhydrate und setzt stattdessen Gemüse, Obst und kleine Eiweißportionen auf deinen Speiseplan. Reichlich Wasser, Gemüsebrühe und Tee ohne Zucker sind erlaubt.

▶▶▶

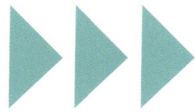

NUR EINE GROSSE MAHLZEIT

Diese Form des Fastens ist knallhart. Aber wer sie durchsteht, profitiert davon. Bei der sogenannten OMAD-Diät (One meal a day) verkürzt sich das Verhältnis von Essens- zu Fastenzeit auf 1:23. Du darfst also innerhalb einer Stunde eine große Mahlzeit essen und dann 23 Stunden gar nichts. Wichtig ist, dass du zu der einen Hauptmahlzeit viele gesunde Nährstoffe zu dir nimmst. Wenn es dir dabei nicht gut geht, solltest du abbrechen und auf eine andere Form von intermittierendem Fasten umsteigen.

DIE ZWEI-TAGE-DIÄT

Anders als beim alternierenden Fasten isst du an zwei aufeinanderfolgenden Tagen pro Woche jeweils nicht mehr als 650 Kalorien. Die sollten kohlenhydratarm, aber proteinreich sein. Geeignete Lebensmittel dafür sind Fisch, Eier, Huhn, Tofu, Milchprodukte, Obst und Gemüse.

FÜR EINSTEIGER

Wenn du dich langsam umstellen willst, fängst du am besten damit an, dass du sämtliche Snacks und Zwischenmahlzeiten streichst und nach dem Abendessen deine Küche schließt. Versuche dabei, zwischen den Hauptmahlzeiten Esspausen von mindestens vier Stunden einzuhalten, und verlängere die essfreien Intervalle schrittweise.

Hinweis: Für Schwangere, Kinder, Jugendliche, Typ-1-Diabetiker und Menschen mit Essstörungen ist Intervallfasten nicht geeignet. Wer aufgrund einer chronischen Krankheit Medikamente nimmt, sollte vor dem Fastenstart mit seinem Arzt sprechen.

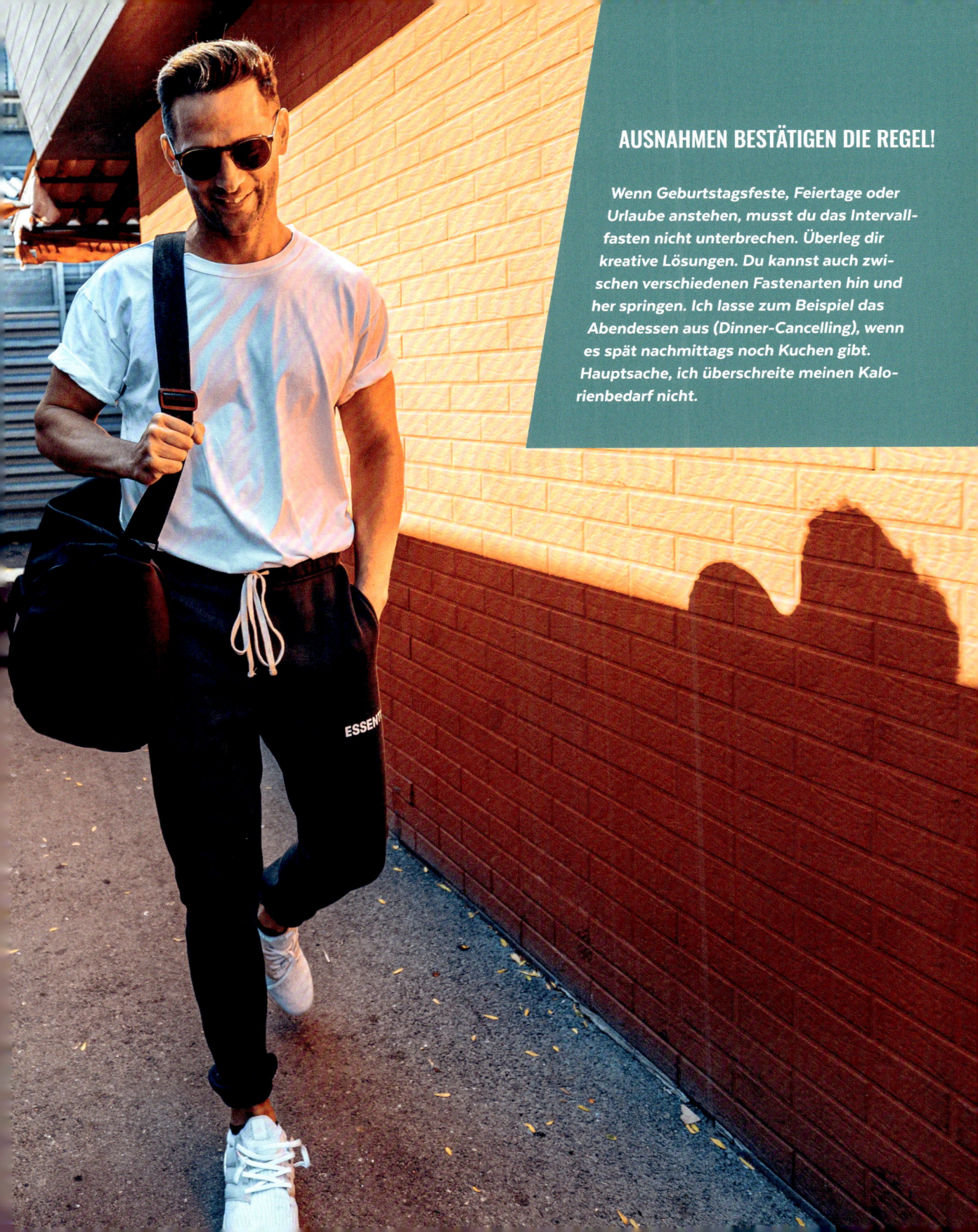

AUSNAHMEN BESTÄTIGEN DIE REGEL!

Wenn Geburtstagsfeste, Feiertage oder Urlaube anstehen, musst du das Intervallfasten nicht unterbrechen. Überleg dir kreative Lösungen. Du kannst auch zwischen verschiedenen Fastenarten hin und her springen. Ich lasse zum Beispiel das Abendessen aus (Dinner-Cancelling), wenn es spät nachmittags noch Kuchen gibt. Hauptsache, ich überschreite meinen Kalorienbedarf nicht.

SCHLUSS MIT DEN ERNÄHRUNGSMYTHEN

Wenn es um Ernährung geht, melden sich viele Schlaumeier mit vermeintlichen Weisheiten zu Wort. Glaub nicht alles, was die Leute dir erzählen. Probier lieber selbst, was zu dir passt. Hier kläre ich ein paar der gängigsten Mythen auf.

MYTHOS 1

FRÜHSTÜCK MUSS SEIN

Nein! Morgens wie ein Kaiser, mittags wie ein König und abends wie ein Bettelmann – so hieß es früher.

Heute gilt: Wer nicht will, der muss auch nicht. Es gibt keine Frühstückspflicht. Wer morgens nichts herunterkriegt, kann ruhig später essen oder mit dem Verzicht aufs Frühstück die Fasteninterralle über Nacht verlängern.

MYTHOS 2

FRUCHTZUCKER MACHT NICHT DICK

Auch dieser Satz gehört ins Reich der Mythen. Fruchtzucker (Fruktose) steckt in Obst und das ist tatsächlich gesund. Doch daraus lässt sich nicht ableiten, dass diese Form von Zucker schlank macht, wenn die Lebensmittelindustrie Fruchtzucker zum Süßen verwendet.

Fruchtzucker wird nur in der Leber abgebaut. Ein Zuviel davon überfordert die Leber. Die Folge: Es wird mehr Fett gebildet und in Leber und Fettgewebe eingelagert.

MYTHOS 3

BEI MAGENKNURREN MUSS MAN SOFORT ESSEN

Nö. Du kannst meistens noch ein Stündchen aushalten, wenn der Magen sich meldet.

Als Überbrückungshilfe empfehle ich Tee. Ich koche morgens gleich zwei Kannen und gieße die zwischendurch mit Sprudelwasser auf, wenn es hart wird. Außerdem hilft ein Glas Wasser (warm und kalt), Kaffee, ein Apfel oder ein Toast. Mach dir immer wieder klar, dass du die Freude am Essen steigerst, wenn du länger durchhältst.

MYTHOS 4

EIN FEHLTRITT UND SCHLUSS

Keineswegs. Das Jetzt-ist-auch-egal-Argument gehört zu den größten Diätfehlern und führt zu völlig unnötigen Kalorienschlachten.

Wenn du mal von deinen Vorsätzen abweichst, ist das nur schlimm, wenn es zu dieser Art von Henkersmahlzeiten führt. Ansonsten gilt: Schwamm drüber und weitermachen.

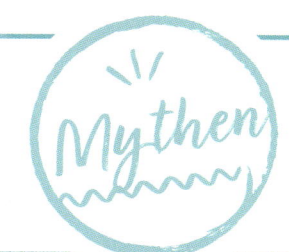

MYTHOS 5

ESSEN TO GO MACHT FIT

Leider nicht. Vielleicht verbrauchst du ein paar Kalorien mehr, wenn du beim Essen durch die Gegend läufst. Die Folgen sind aber verhängnisvoll. Denn du merkst nicht, was du alles verschlingst, wenn du deine Aufmerksamkeit nicht aufs Essen richtest. Dein Bauch sagt dir erst nach 20 Minuten, dass er genug hat. Bis dahin ist meist schon viel zu viel drin.

Vermeide Essen to go. Iss achtsam, am besten ohne jede Ablenkung, und nur, wenn du am Tisch sitzt.

MYTHOS 6

CHEAT DAY – JE MEHR, DESTO BESSER

Schön wär's! Belohnung für Verzicht – das ist das Prinzip eines sogenannten Cheat Days (vom englischen „cheat" für „betrügen"). An einem solchen Tag (oder zu einer einzelnen Mahlzeit = Cheat Meal) ist alles erlaubt. Mir gefällt das ausgesprochen gut. Wenn ich im Alltag konsequent auf Gesundes setze, genieße ich am Wochenende meine Schummel-Mahlzeit umso mehr – vor allem, weil ich dabei kein schlechtes Gewissen habe.

Tatsächlich kann ein Cheat Meal positive Effekte auf den Stoffwechsel und auf die Psyche haben. Das funktioniert aber nicht bei jedem und nur, wenn man Sport treibt und halbwegs maßhalten kann.

Wer stark übergewichtig ist, Diabetes oder eine andere Stoffwechselkrankheit hat, sollte besser darauf verzichten. Also stopf dich nicht einen Tag lang wahllos voll, sondern gönn dir einmal etwas, das du unter der Woche gestrichen hast. Leckere Rezepte dafür findest du ab Seite 134.

SNACKS

Ohne Snacks geht es nicht? Dann greif nicht zu Schokoriegeln, Chips und Co., sondern zu Obst, Rohkoststicks mit Hummus oder Naturjoghurt, Nüssen, Trockenfrüchten, Oliven oder getrockneten Tomaten. Oder mach dir einen meiner Energy Bars (siehe Seite 102).

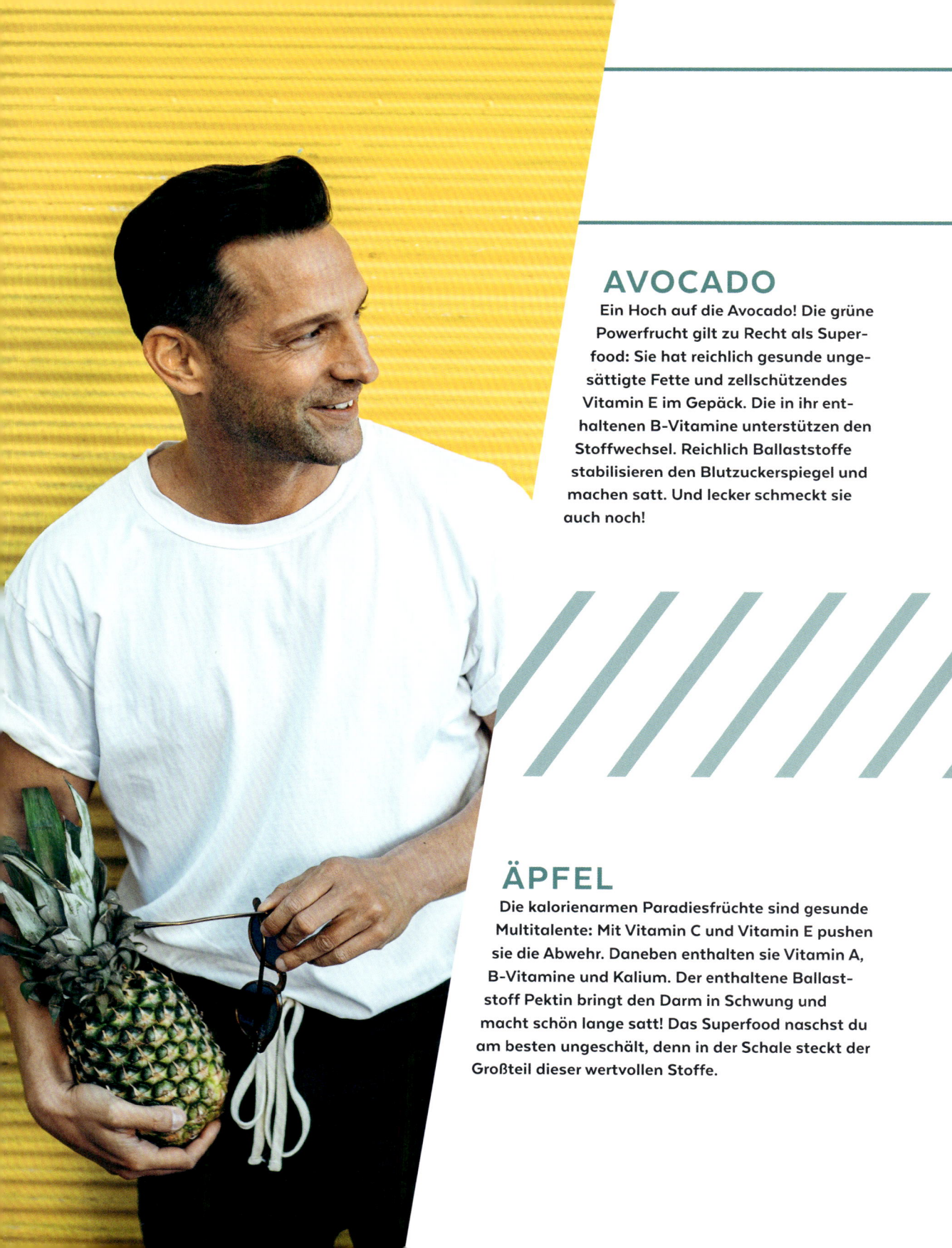

AVOCADO

Ein Hoch auf die Avocado! Die grüne Powerfrucht gilt zu Recht als Superfood: Sie hat reichlich gesunde ungesättigte Fette und zellschützendes Vitamin E im Gepäck. Die in ihr enthaltenen B-Vitamine unterstützen den Stoffwechsel. Reichlich Ballaststoffe stabilisieren den Blutzuckerspiegel und machen satt. Und lecker schmeckt sie auch noch!

ÄPFEL

Die kalorienarmen Paradiesfrüchte sind gesunde Multitalente: Mit Vitamin C und Vitamin E pushen sie die Abwehr. Daneben enthalten sie Vitamin A, B-Vitamine und Kalium. Der enthaltene Ballaststoff Pektin bringt den Darm in Schwung und macht schön lange satt! Das Superfood naschst du am besten ungeschält, denn in der Schale steckt der Großteil dieser wertvollen Stoffe.

MEINE TOP 10 ▶▶▶

TOMATEN

Sie haben wenig Kalorien, reichlich Vitamine A, C, E sowie Kalium, das beim Entwässern und beim Blutdrucksenken hilft. Ihr wichtigster Stoff ist das Carotinoid Lycopin, das seine antioxidative Wirkung am besten in gegarten Tomaten(produkten) und in Kombi mit etwas Fett entfaltet.

Wichtig zu wissen: Pack Tomaten nicht in den Kühlschrank, denn dort verlieren sie ihren Geschmack. Am besten halten sie sich offen in einer Schale bei 13 bis 16 Grad. Und leg kein Obst daneben, denn Tomaten verströmen ein Reifegas, dass Früchte schneller reifen bzw. verderben lässt.

EIER

Die kleinen Kraftpakete sind wichtige Proteinquellen. Sie enthalten biologisch wertvolles und gut verdauliches Eiweiß, das angenehm sättigt und Heißhunger verhindert. Daneben können Eier auch mit Kalzium, Eisen und den Vitaminen D, K und B_{12} punkten. Letzteres kommt nur in tierischen Lebensmitteln vor und ist essenziell für die Bildung von Blut- und Nervenzellen.

SPINAT

Muckis wie Popeye bekommst du leider nicht allein vom Spinatessen, doch den grünen Fitmacher solltest du trotzdem nie links liegen lassen. Spinat liefert dir Folsäure und abwehrstärkende Vitamine (Betacarotin, Vitamin C und E). Sein hoher Ballaststoffgehalt sorgt für eine gesunde Darmflora. Außerdem ist er kalorienarm, also ein echtes Schlankfood.

▶▶▶

MANDELN

Mandeln gehören nicht nur in die Weihnachtszeit, sondern sollten rund ums Jahr auf den Tisch. Ein Großteil der darin enthaltenen Fettsäuren ist einfach und mehrfach ungesättigt, also kerngesund. Auch sonst haben die Nüsse beachtliche innere Werte: Ballaststoffe, Vitamin E, Vitamin B_2 und Magnesium. Wegen der vielen Kalorien solltest du nicht mehr als 20 bis 30 Gramm (eine kleine Handvoll) täglich essen.

LINSEN

Wahre Alleskönner: Linsen sind eine super Proteinquelle und machen deshalb auch schon in kleinen Portionen satt. Die fettarmen Hülsenfrüchte liefern zudem hochwertige Kohlenhydrate, reichlich Ballaststoffe, Kalium, Magnesium, Eisen und Zink. Außerdem haben sie eine ganze Reihe von wertvollen Vitaminen zu bieten, die Nerven und Gehirn schützen und das Immunsystem stärken.

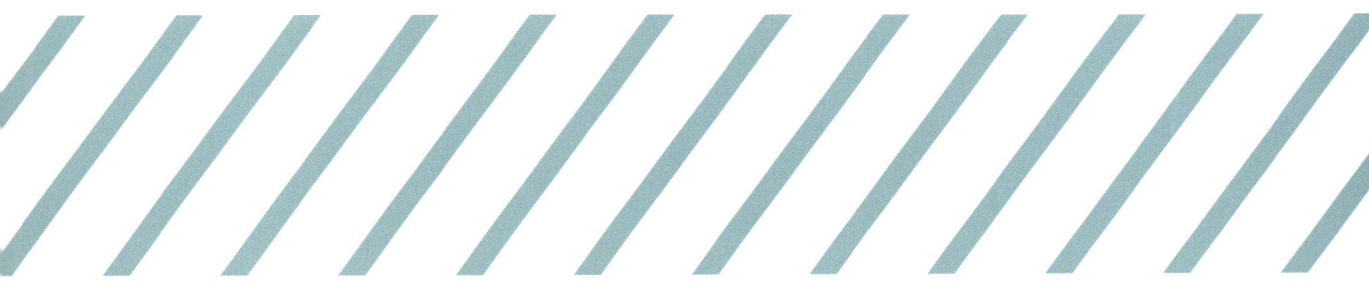

HEIDELBEEREN

Die leckeren kleinen Beeren sind zwar süß, enthalten aber wenig Fruchtzucker. Damit bleibt der Blutzuckerspiegel konstant, was deiner Gesundheit guttut und Heißhunger vorbeugt.

Das heimische Superfood enthält die Vitamine C und E, die antibakteriell wirken und das Immunsystem stärken.

Sogenannte Anthocyane – das sind Pflanzenstoffe, die der Heidelbeere ihr schönes Blau geben – wirken im Körper entzündungshemmend und halten die Haut länger jung.

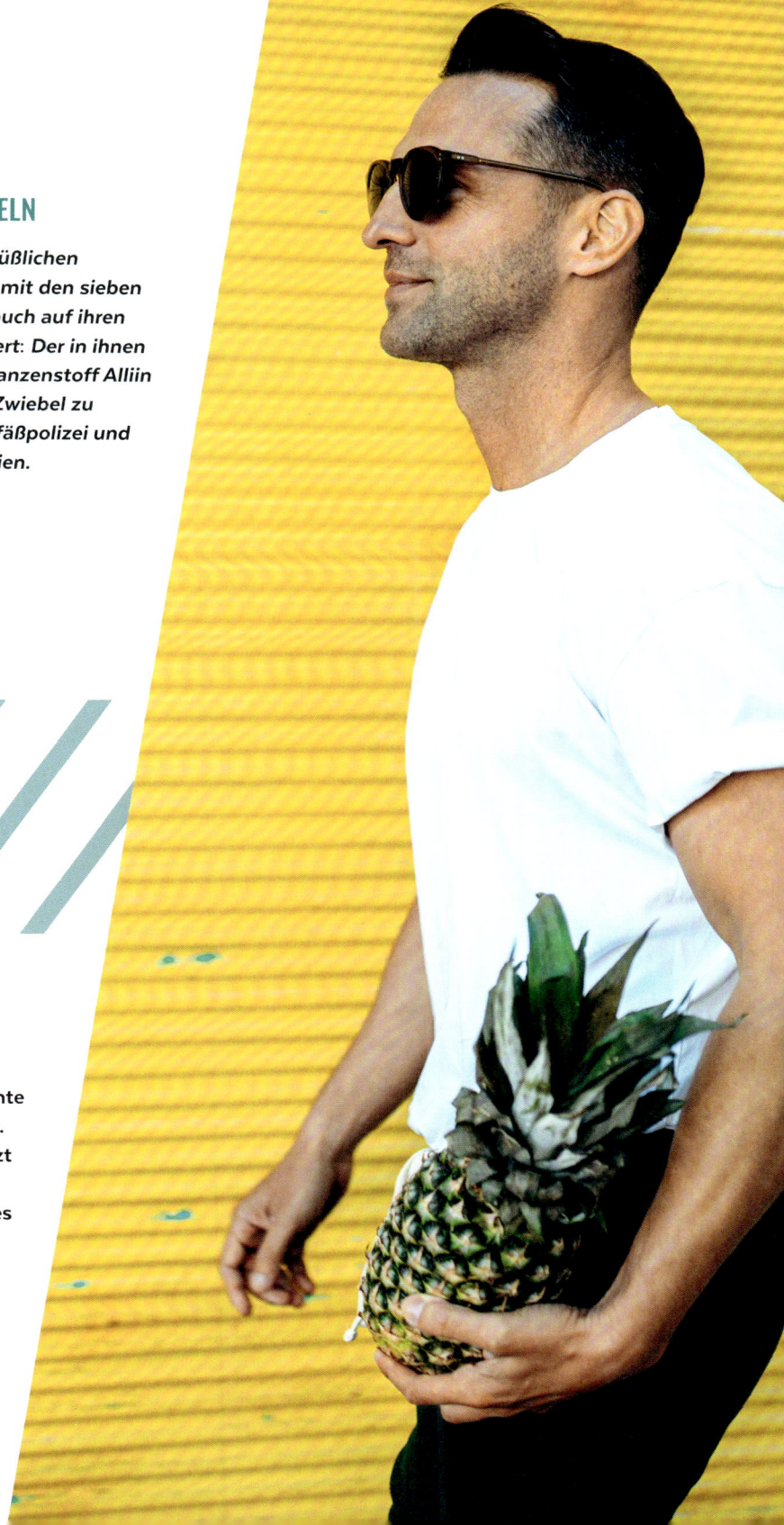

NICHT OHNE ZWIEBELN

Ich mag nicht nur den süßlichen Geschmack der Knollen mit den sieben Schalen, sondern setze auch auf ihren gesundheitlichen Mehrwert: Der in ihnen enthaltene sekundäre Pflanzenstoff Alliin wird beim Schneiden der Zwiebel zu Allicin. Dieses wirkt als Gefäßpolizei und vertreibt schädliche Bakterien.

ZITRONEN

Sauer macht gesund: Die Südfrüchte sind prima Vitamin-C-Lieferanten. Das wasserlösliche Vitamin schützt die Zellen vor schädlichen Angreifern, unterstützt die Entgiftung des Körpers durch die Leber und fördert die Eisenaufnahme aus pflanzlichen Lebensmitteln – wichtig für Vegetarier und Veganer!

KOCHEN MIT ALEX

ZUM WOHLFÜHLEN UND GENIESSEN

Mit dem richtigen Essen kannst du dir und deinem Körper Gutes tun. Das Wichtigste für mich ist dabei, dass der Genuss nicht zu kurz kommt. Mit meinen Tipps auf den nächsten Seiten gelingt dir das garantiert ganz easy!

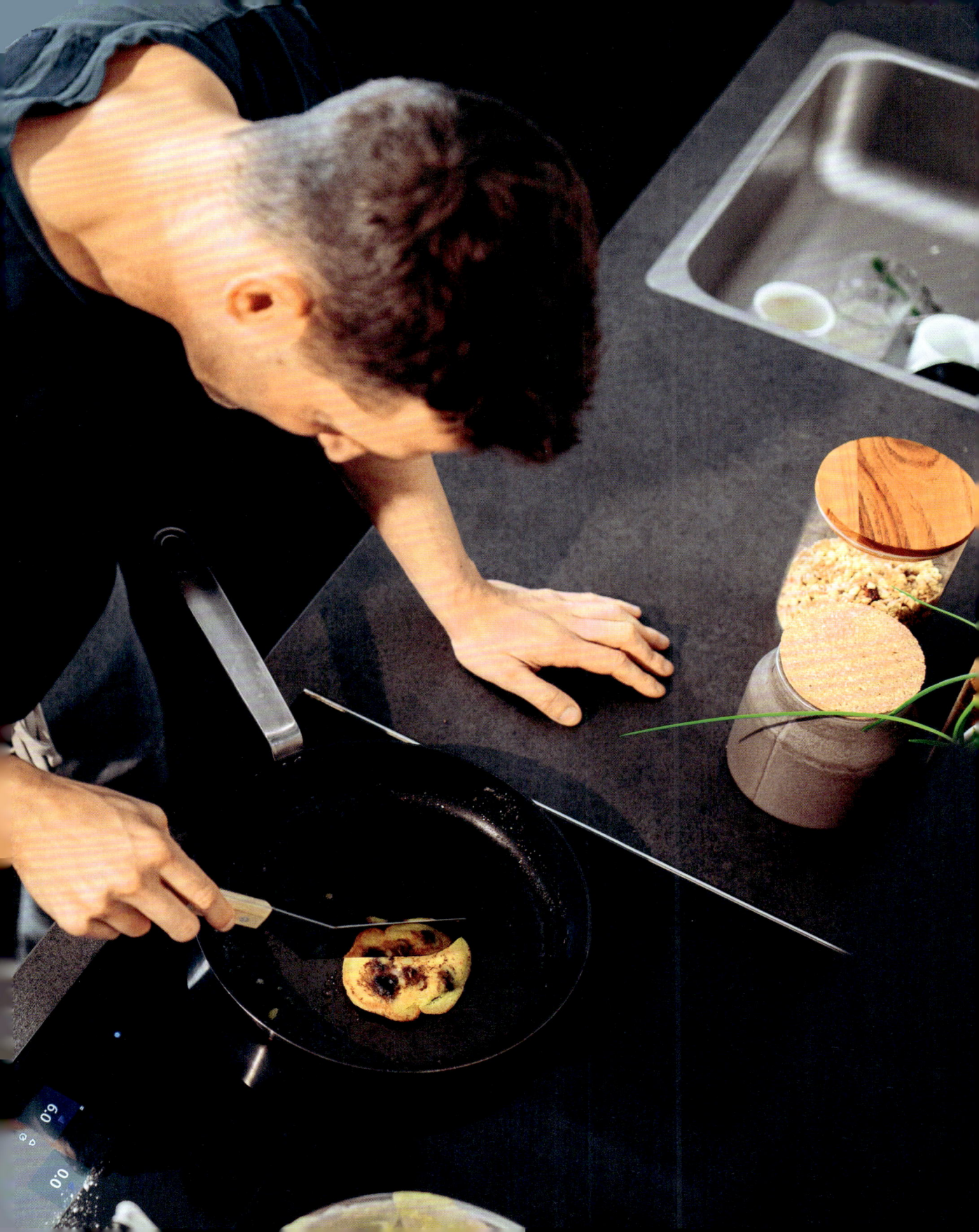

KOCH DICH FIT

Kochen für die Fitness – das ist gar nicht schwer. Hier stelle ich dir meine schönsten Rezepte zum Wohlfühlen vor. Sie enthalten die wichtigsten Nährstoffe, die du für ein gesundes Leben brauchst und die dich beim Sport optimal unterstützen. Mir ist noch wichtig, dass du Folgendes weißt:

SEI ACHTSAM IN DER KÜCHE

Gehe wertschätzend mit deinen Lebensmitteln um. Plane deine Ernährung genauso gut, wie du deine Projekte im Job kalkulierst. Auch aus Resten lassen sich tolle kleine Gerichte zaubern. Kaufe nichts, was du nicht essen willst. Lebensmittelverschwendung muss nicht sein. Du sparst nicht nur Kalorien, wenn du haushaltest, sondern auch Geld. Und du schonst die Umwelt.

KEINE ANGST VOR KALORIEN

Lass dich nicht abschrecken, wenn du die Kalorienangaben bei einigen Rezepten siehst. Es sind durchaus mal Gerichte mit 800 oder 900 Kalorien dabei. Das darf dich aber nicht aus dem Konzept bringen. Iss dich satt. Denn wenn du gleichzeitig Intervallfasten machst, darf's ruhig etwas mehr sein, damit du für viele Stunden durchhältst.

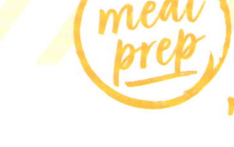

BLEIB FLEXIBEL

Du solltest meine Rezepte nicht als starre Anleitung, sondern eher als Anregung verstehen. Wenn du etwas nicht magst, nicht auf Lager hast und dir etwas Ähnliches einfach besser schmeckt, macht das gar nichts. Tausche es einfach aus. Du kannst zum Beispiel statt Thunfisch auch Lachs nehmen, statt Tofu Hühnerfleisch oder Ciabatta anstelle von Schwarzbrot. Probiere einfach aus, was dir Spaß macht.

DER MEAL-PREP-TRICK

Wenn du nicht jeden Tag kochen willst, ist Meal Prep genau das Richtige für dich. Dabei geht es um das gute alte Vorkochen, also ums Zubereiten für einen oder mehrere Tage im Voraus. Ob Einlegen, in einer Box kühl halten oder einfrieren – es gibt verschiedene Möglichkeiten, damit Gekochtes länger frisch und lecker bleibt. Für Anfänger sind vor allem Suppen und Eintöpfe geeignet. Rezepte, die sich fürs Meal Prep besonders eignen, habe ich gekennzeichnet.

HIGHLIGHTS FÜR DEN CHEAT-DAY

Einmal in der Woche ist alles erlaubt. Hier siehst du, worauf du dich von Montag bis Freitag freuen darfst, wenn dir danach ist. Iss und trink am Cheat Day mal wieder ...

... dies statt ...	... das
Limo, Wein, Bier	Wasser und Tee
Cappuccino	Americano/Espresso
Schokopudding	Energy Bar (Energieriegel)
Apfelkuchen	Apfel
Bratkartoffeln	Linsen
Brötchen	Vollkornbrot
Kuchen und Kekse	Körnermüsli
Schokoriegel	Nüsse
Burger	Bowl
Pizza	Salat

WAS HAT
WIE VIELE KALORIEN?

Wenn du nicht nach Rezept kochst, kannst du dir deine Esspläne oder einzelne Mahlzeiten selbst zusammenstellen. Ob Birne, Lachs oder eine Nudelportion – auf dieser Tafel siehst du sofort, wie viele Kalorien wo drinstecken.

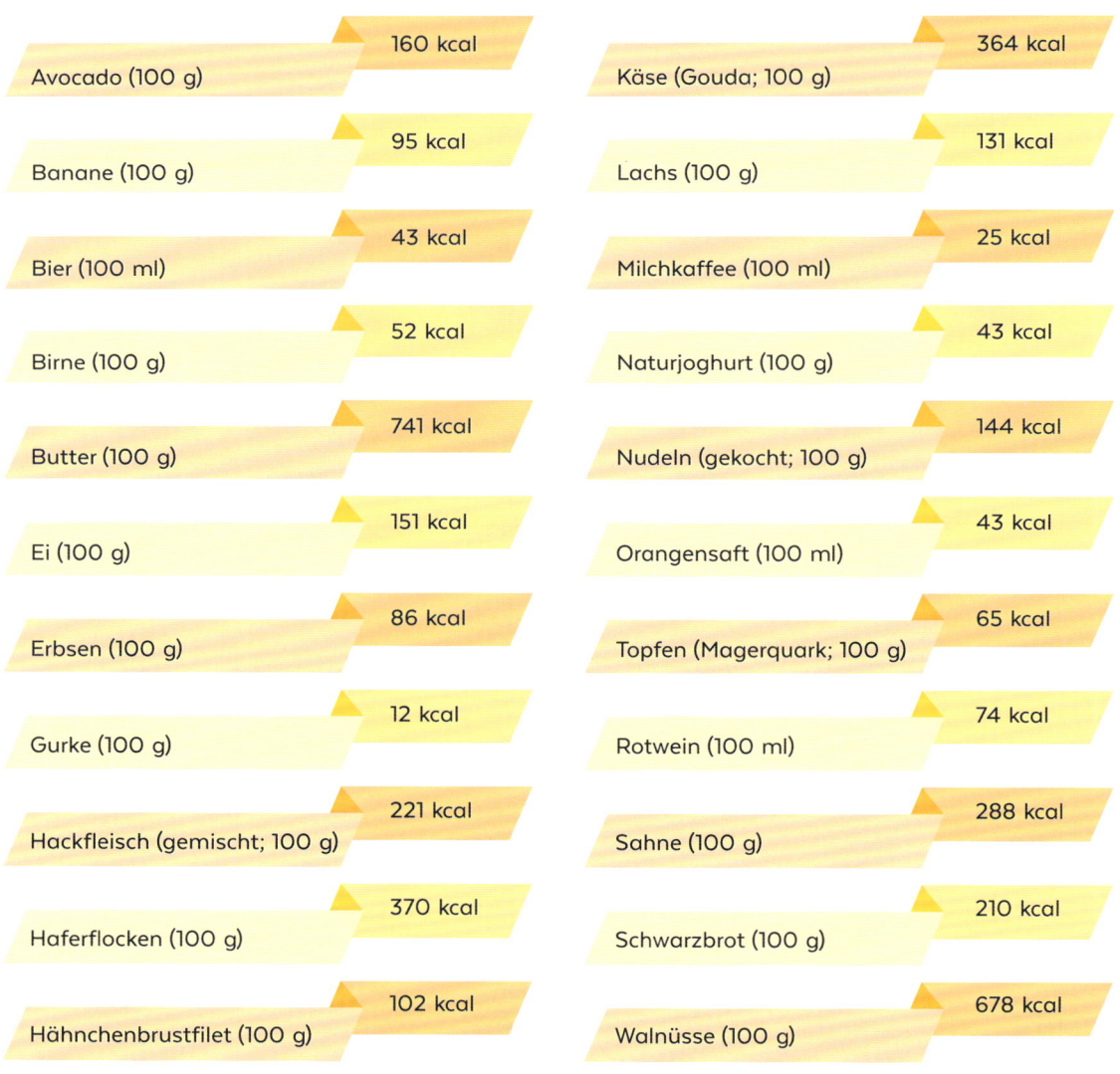

Avocado (100 g)	160 kcal	Käse (Gouda; 100 g)	364 kcal
Banane (100 g)	95 kcal	Lachs (100 g)	131 kcal
Bier (100 ml)	43 kcal	Milchkaffee (100 ml)	25 kcal
Birne (100 g)	52 kcal	Naturjoghurt (100 g)	43 kcal
Butter (100 g)	741 kcal	Nudeln (gekocht; 100 g)	144 kcal
Ei (100 g)	151 kcal	Orangensaft (100 ml)	43 kcal
Erbsen (100 g)	86 kcal	Topfen (Magerquark; 100 g)	65 kcal
Gurke (100 g)	12 kcal	Rotwein (100 ml)	74 kcal
Hackfleisch (gemischt; 100 g)	221 kcal	Sahne (100 g)	288 kcal
Haferflocken (100 g)	370 kcal	Schwarzbrot (100 g)	210 kcal
Hähnchenbrustfilet (100 g)	102 kcal	Walnüsse (100 g)	678 kcal

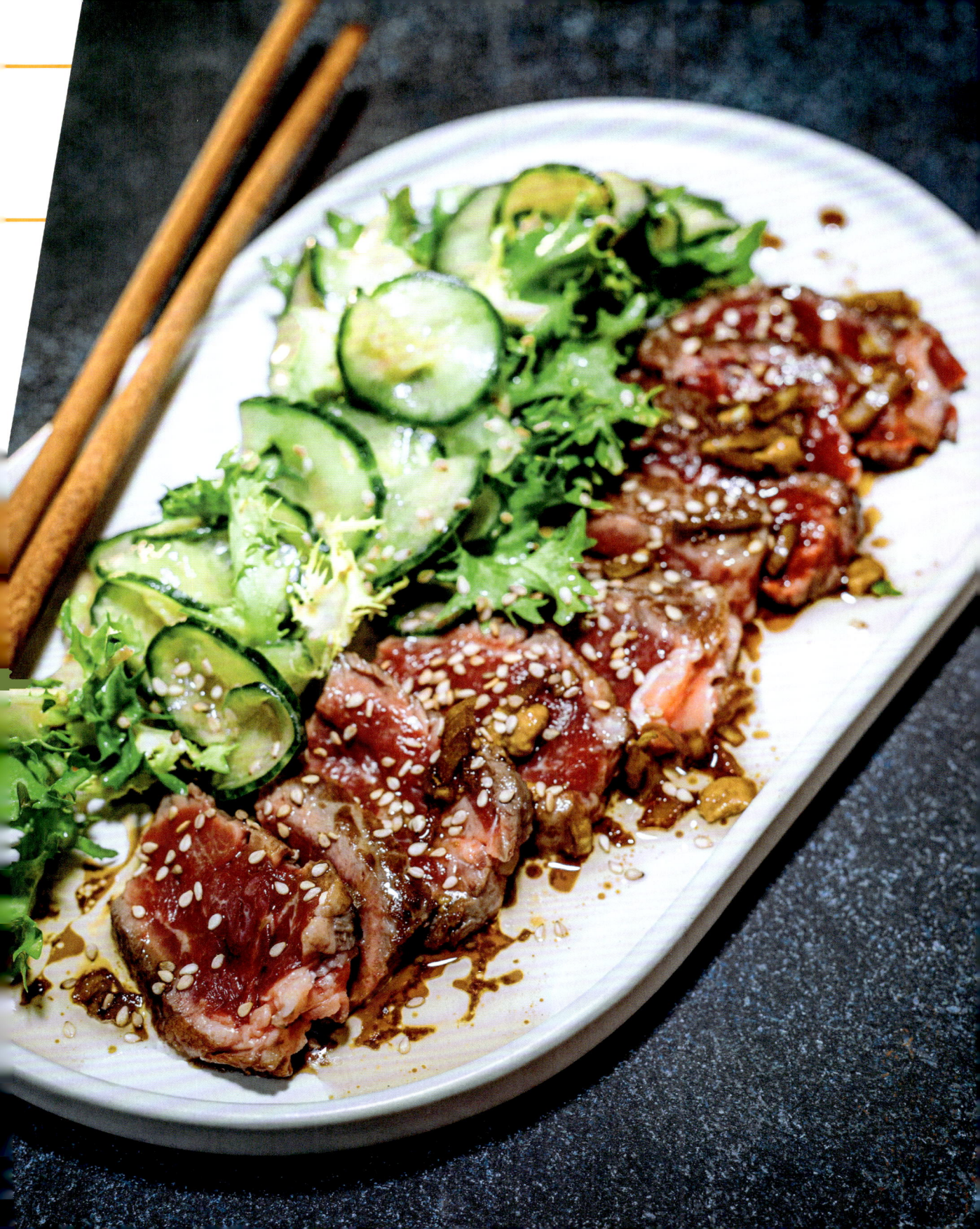

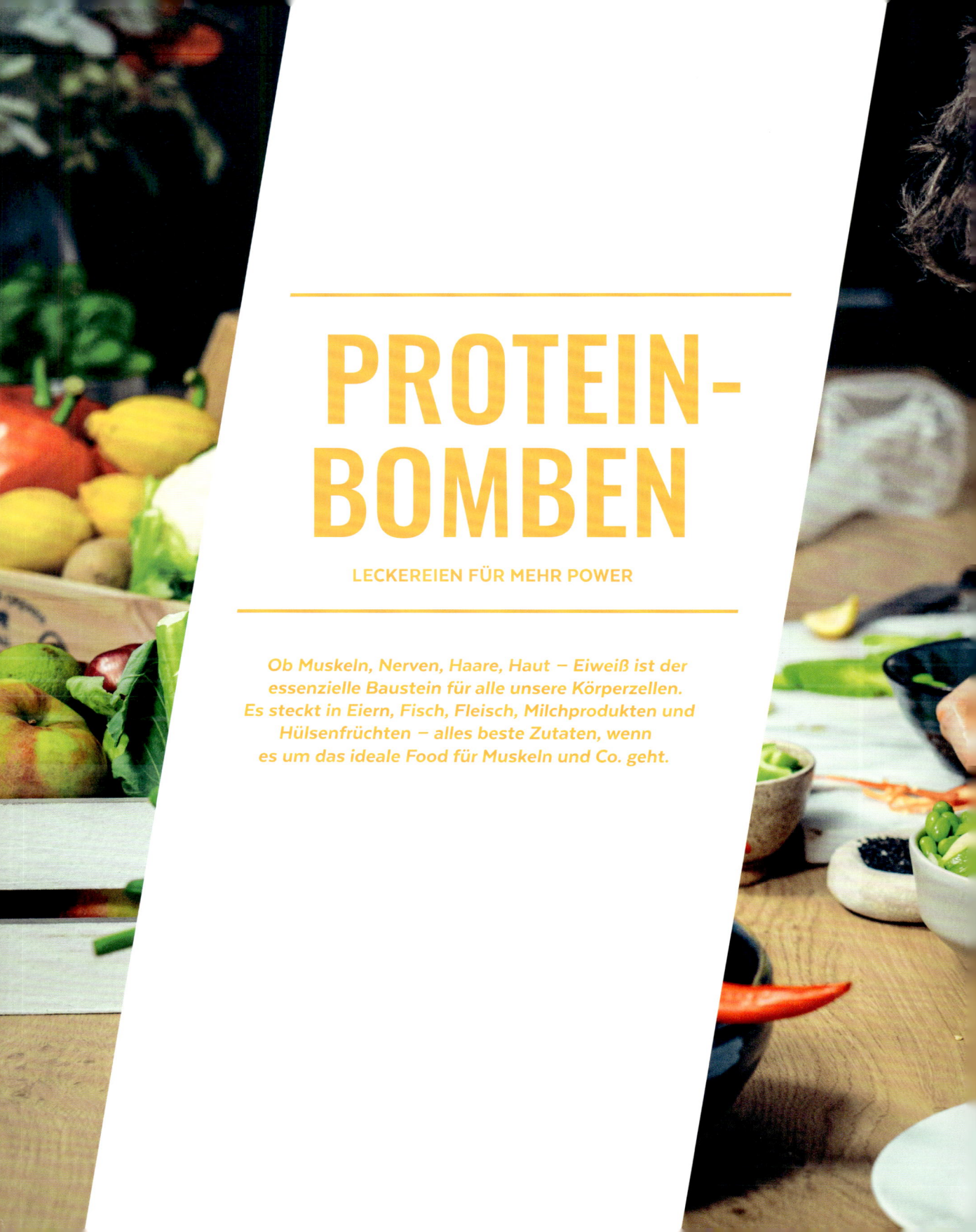

PROTEIN-BOMBEN

LECKEREIEN FÜR MEHR POWER

Ob Muskeln, Nerven, Haare, Haut – Eiweiß ist der essenzielle Baustein für alle unsere Körperzellen. Es steckt in Eiern, Fisch, Fleisch, Milchprodukten und Hülsenfrüchten – alles beste Zutaten, wenn es um das ideale Food für Muskeln und Co. geht.

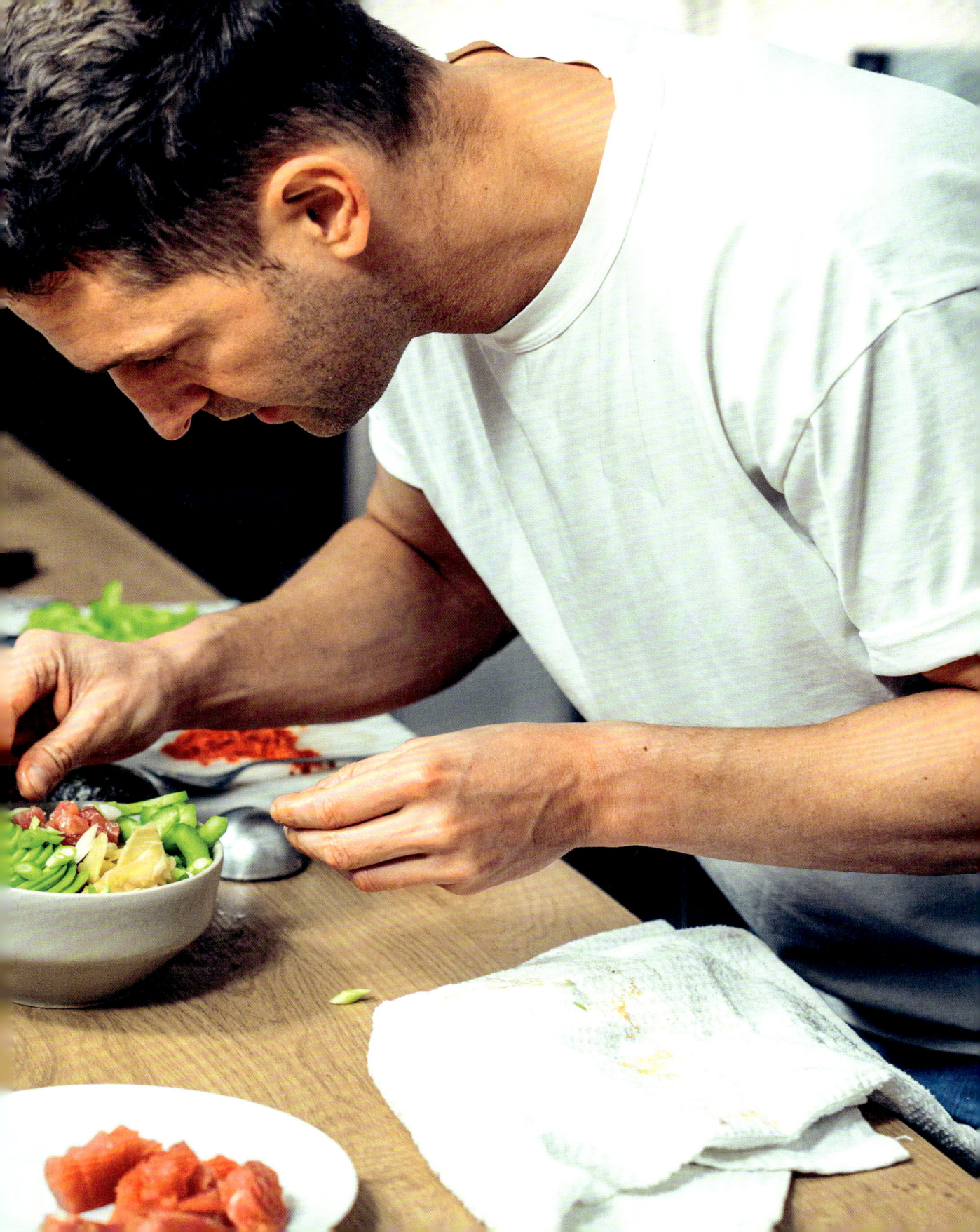

KICHERERBSEN-SPINAT-SALAT

MIT TAHIN UND PAPADAMS

4 PERSONEN

Pro Person: 920 kcal,
30 g EW, 58 g F, 65 g KH

ZUBEREITUNGSZEIT CA. 60 MINUTEN · BACKZEIT CA. 45 MINUTEN

2 Dosen Kichererbsen
  (à 400 g)
3 Knoblauchzehen
2 TL gemahlener
  Kreuzkümmel
1 TL Paprikapulver (edelsüß)

Salz • Pfeffer aus der Mühle
150 ml Olivenöl
1 Salatgurke
300 g Babyspinat
1 Bund Petersilie
1 Bund Minze

130 ml Tahin (Sesampaste)
Saft von 1–2 Zitronen
Agavensirup
200 g Papadams
  (Linsenfladen)

• Den Backofen auf 180 bis 190 °C vorheizen. Die Kichererbsen in einem Sieb abtropfen lassen und in eine Auflaufform geben, sodass sie dicht aneinanderliegen.

• 2 Knoblauchzehen schälen, in feine Würfel schneiden und mit Kreuzkümmel, Paprikapulver, Salz und Pfeffer unter die Kichererbsen mischen. Mit dem Olivenöl bedecken und im Ofen auf der mittleren Schiene 30 bis 45 Minuten backen. Herausnehmen und lauwarm abkühlen lassen.

• Inzwischen die Gurke waschen, schälen, quer halbieren und in feine Spalten schneiden. Spinat verlesen, waschen und trocken schleudern.

• Die Kräuter waschen und trocken schütteln, die Blätter abzupfen und grob hacken.

• Für das Dressing Tahin in eine Schüssel geben, den restlichen Knoblauch schälen, in feine Würfel schneiden und dazugeben. Zitronensaft und ggf. etwas lauwarmes Wasser unterrühren und mit Salz, Pfeffer und Agavensirup kräftig abschmecken.

• Die lauwarmen Kichererbsen aus dem Öl heben und mit Gurke, Spinat und Kräutern in einer Schüssel mischen. Mit dem Tahin-Dressing und dem Kichererbsen-Öl beträufeln und die knusprigen Papadams darüber zerbröseln.

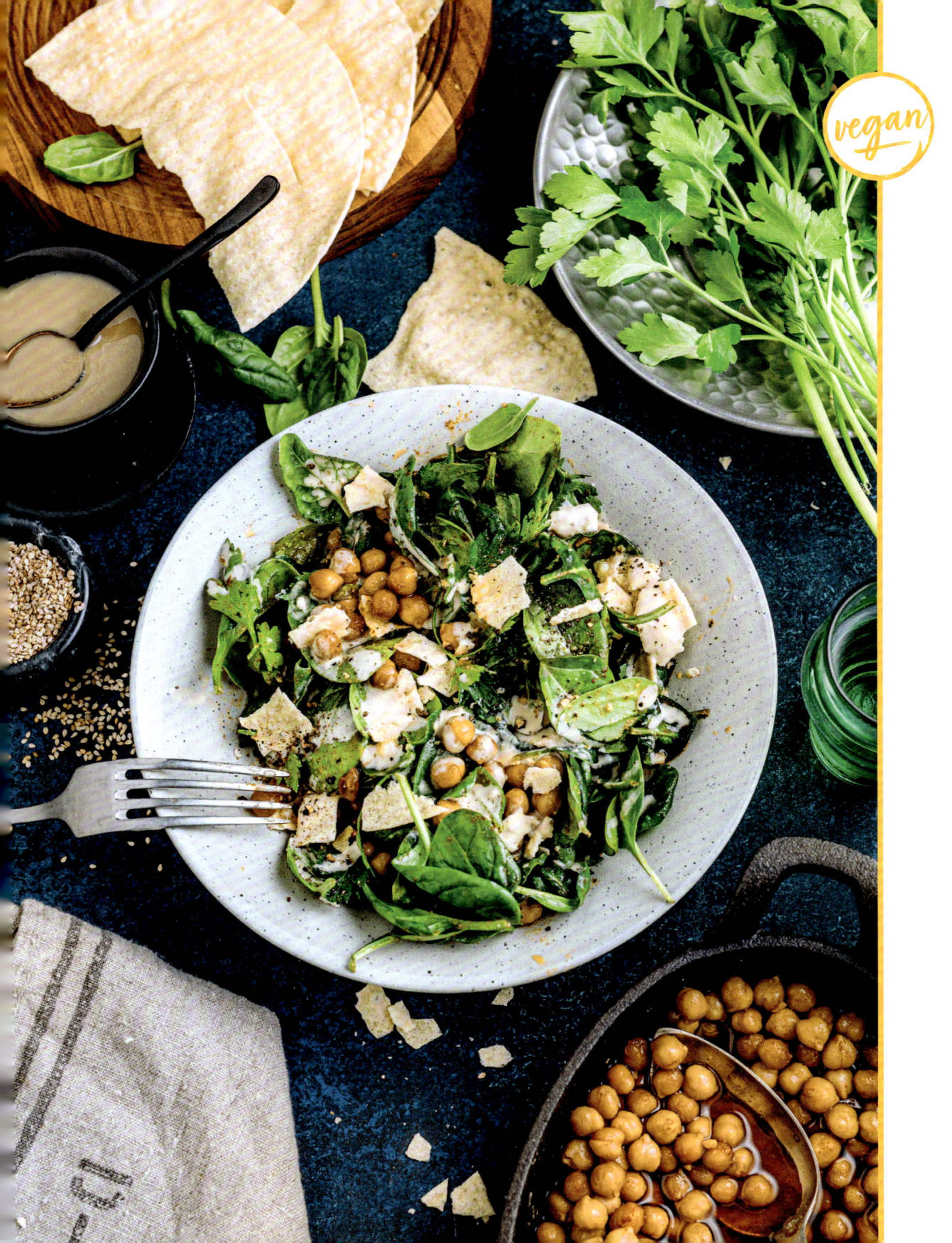

DIE BESTE EIERSPEISE
DER WELT

2 PERSONEN

Pro Person: 380 kcal,
19 g EW, 34 g F, 2 g KH

ZUBEREITUNGSZEIT CA. 10 MINUTEN

1 TL Butter
4 Eier • 2 Eigelb
20g geriebener Parmesan
Salz • Pfeffer aus der Mühle

2 EL Schnittlauchröllchen
2–3 EL Kürbiskernöl

• In einer Pfanne die Butter bei mittlerer Hitze erhitzen. Die ganzen Eier darin wie Spiegeleier aufschlagen und langsam das Eiweiß stocken lassen. Sobald das Eiweiß am Boden fest wird ohne Farbe anzunehmen, dieses mit einem Kochlöffel vorsichtig verrühren ohne den Dotter (das Eigelb) zu zerstören.

• Sobald das Eiweiß nahezu vollständig fest ist, die Pfanne von der Hitze nehmen, die 4 Eigelbe zerdrücken, die extra Eigelbe und den Parmesan dazugeben und alles zwei- bis dreimal vorsichtig umrühren. Das Eiweiß sollte fest und komplett mit cremigen Eigelb umhüllt sein.

• Die Eierspeise auf zwei Tellern anrichten und mit Salz und Pfeffer würzen. Mit dem Schnittlauch bestreuen und mit Kürbiskernöl beträufeln.

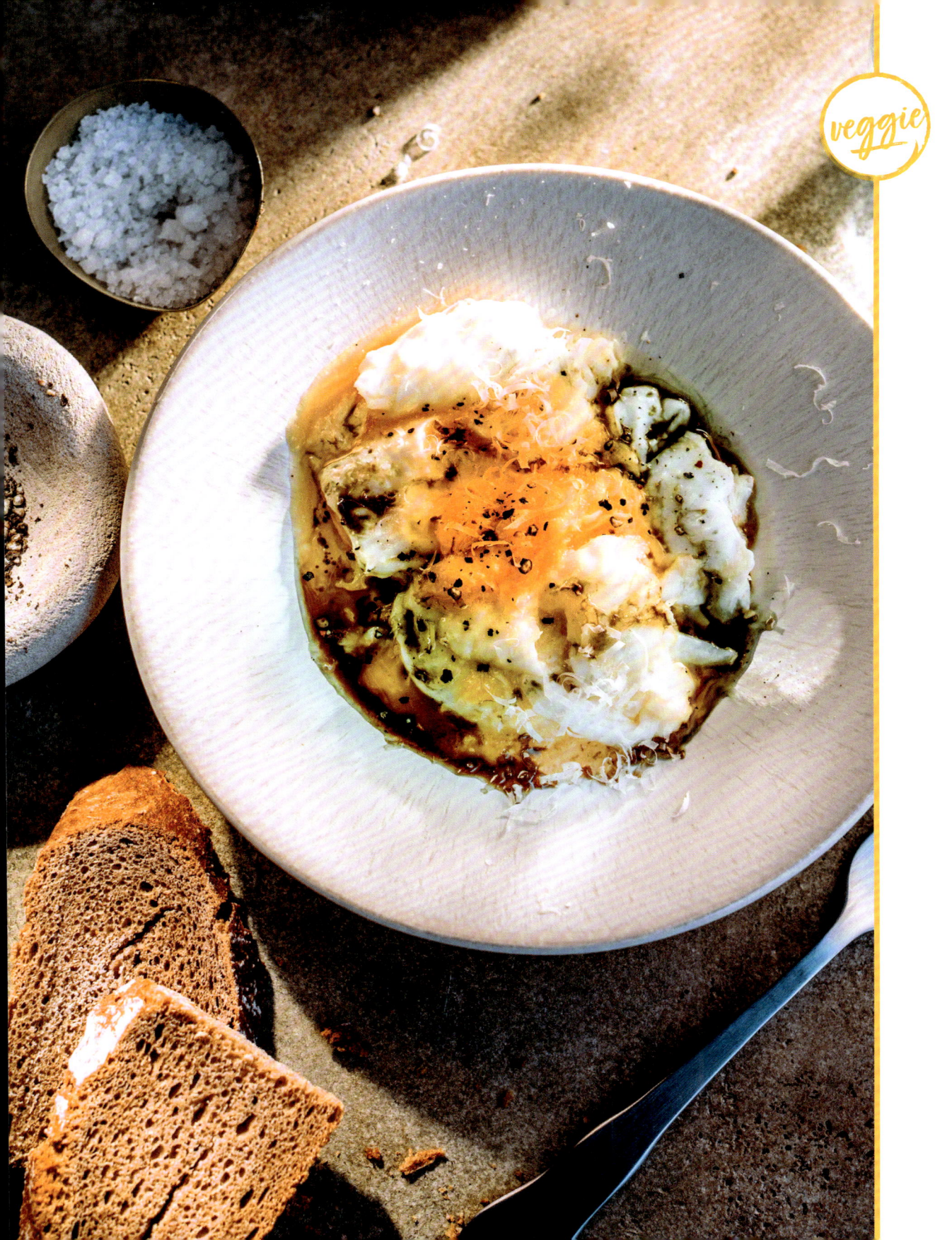

veggie

OMELETTE

MIT PFIFFERLINGEN

2 PERSONEN

Pro Person: 370 kcal,
18 g EW, 29 g F, 6 g KH

ZUBEREITUNGSZEIT CA. 25 MINUTEN

300 g Pfifferlinge
   (Eierschwammerl)
1 Zwiebel
1 EL Öl
½ Bund Petersilie (gehackt)

4 Eier
4 EL Sauerrahm (saure Sahne)
Salz • Pfeffer aus der Mühle
1 EL Butter

• Den Backofen auf 180 °C vorheizen. Die Pfifferlinge putzen und, falls nötig, mit Küchenpapier oder einem Pinsel säubern. In kleine Stücke schneiden.

• Zwiebel schälen, in feine Würfel schneiden und in einer ofenfesten Pfanne im Öl bei mittlerer Hitze andünsten. Hitze erhöhen, Pilze dazugeben und rundum anbraten. Petersilie untermischen, dann alles auf einen Teller geben.

• Eier mit Sauerrahm, Salz und Pfeffer verquirlen. Die Pfanne auswischen und die Butter darin aufschäumen.

• Die Eier in die Pfanne gießen. Wenn die Masse am Rand zu stocken beginnt, die Pfanne in den Ofen auf die mittlere Schiene stellen und die Eiermasse darin etwa 8 Minuten nahezu vollkommen stocken lassen.

• Aus dem Ofen nehmen, das Omelette zusammenklappen. Mit den Pilzen anrichten.

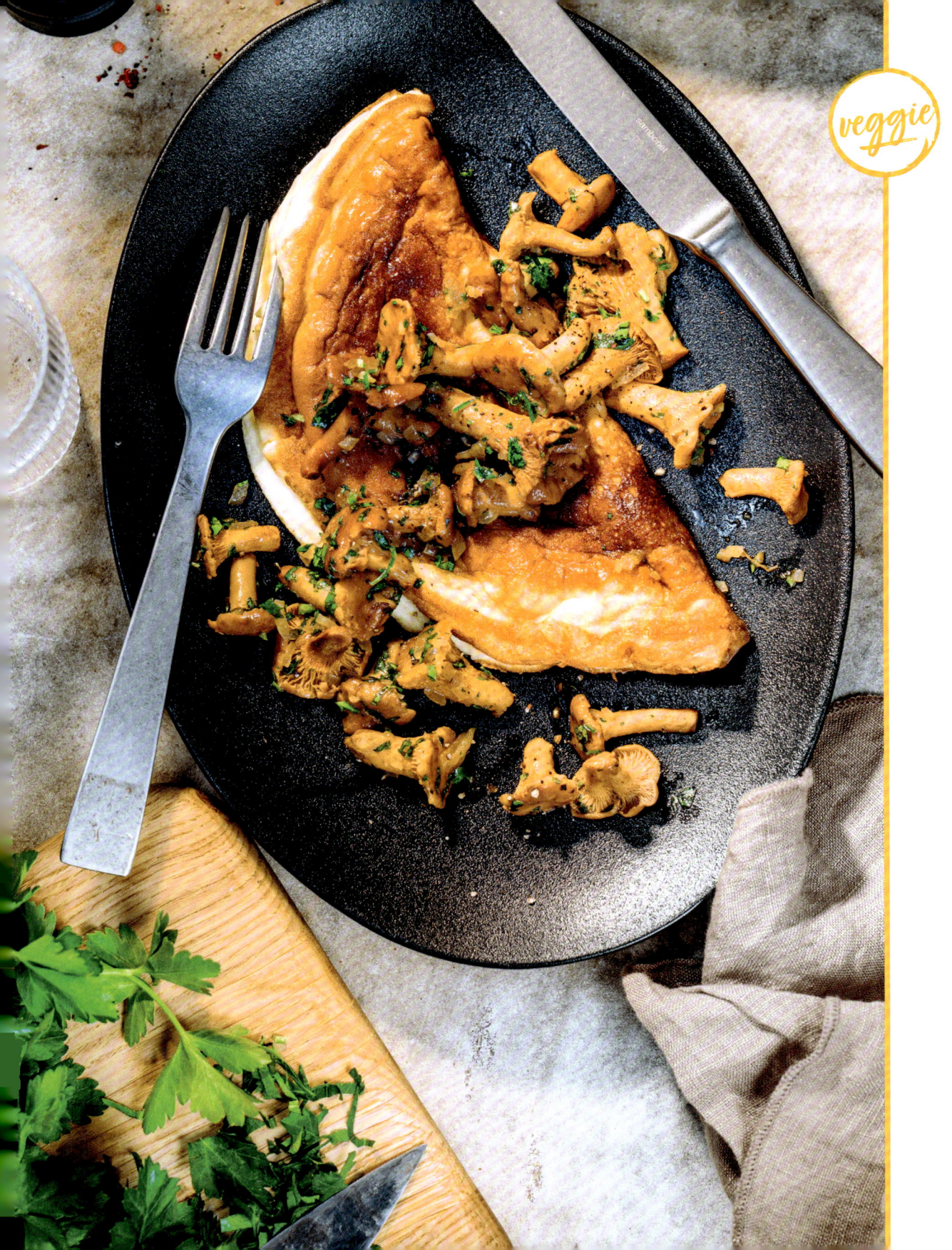

veggie

BEEF TATAR

MIT GEGRILLTEM BROT UND KRÄUTERSALAT

4 PERSONEN

Pro Person: 450 kcal,
29 g EW, 24 g F, 27 g KH

ZUBEREITUNGSZEIT CA. 25 MINUTEN

FÜR DAS TATAR:

400 g Rinderfilet
1 Zwiebel
50 g Essiggurken
1 TL eingelegte Kapern
2 Sardellen
4 Scheiben Sauerteigbrot
1 Knoblauchzehe
1 Eigelb
1 EL Dijon-Senf

1 TL Paprikapulver (edelsüß)
abgeriebene Schale von
   1 Bio-Zitrone
1 TL Tabasco
3 EL Olivenöl
grobes Meersalz
Pfeffer aus der Mühle
1 gehackte rote Chilischote

FÜR DEN KRÄUTERSALAT:

3 EL weißer Balsamicoessig
1 TL Dijon-Senf
4 EL Olivenöl
Salz • Pfeffer aus der Mühle
je ½ Bund Petersilie, Kerbel
   und Basilikum

- Das Rinderfilet waschen, trocken tupfen und parieren, d.h., Fett und Sehnen entfernen.

- Das Fleisch in sehr feine Stücke (Tatar) schneiden und kühl stellen.

- Die Zwiebel schälen und in feine Würfel schneiden. Essiggurken, Kapern und Sardellen in feine Stücke schneiden.

- Das Brot in einer Grillpfanne ohne Fett auf beiden Seiten knusprig grillen. Den Knoblauch schälen, halbieren und mit den Hälften über die Schnittflächen reiben.

- Das Fleisch mit Zwiebel, Essiggurken, Kapern und Sardellen mischen und mit Eigelb, Senf, Paprikapulver, Zitronenschale, Tabasco sowie Olivenöl zu einem Tatar verrühren. Mit Salz und Pfeffer würzig abschmecken.

- Für den Kräutersalat Essig, Senf, Olivenöl, Salz und Pfeffer verrühren. Die Kräuter waschen und trocken schütteln, die Blätter abzupfen. Mit der Marinade mischen.

- Das Tatar mit dem gegrillten Brot und dem Kräutersalat anrichten. Mit der Chili garnieren.

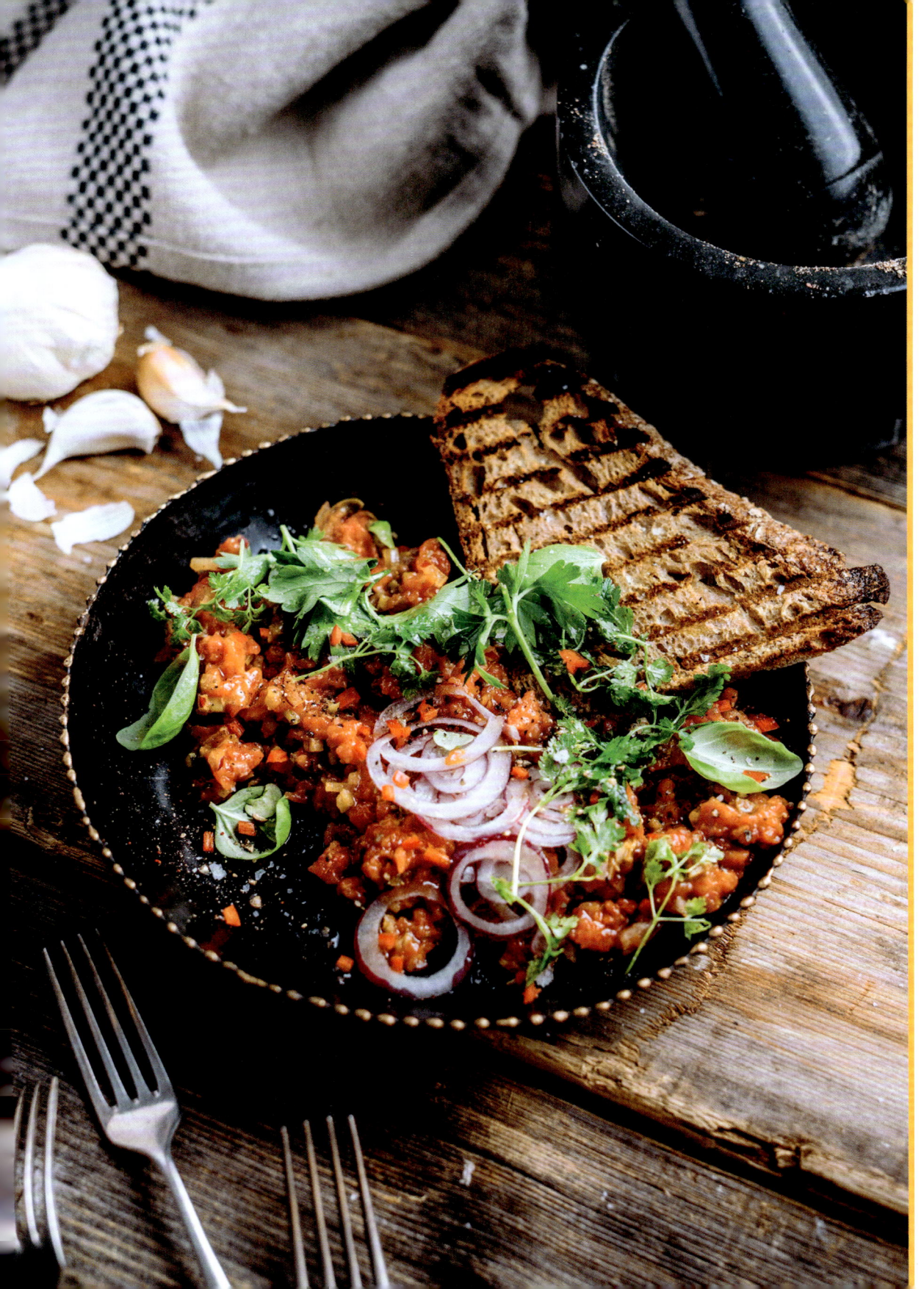

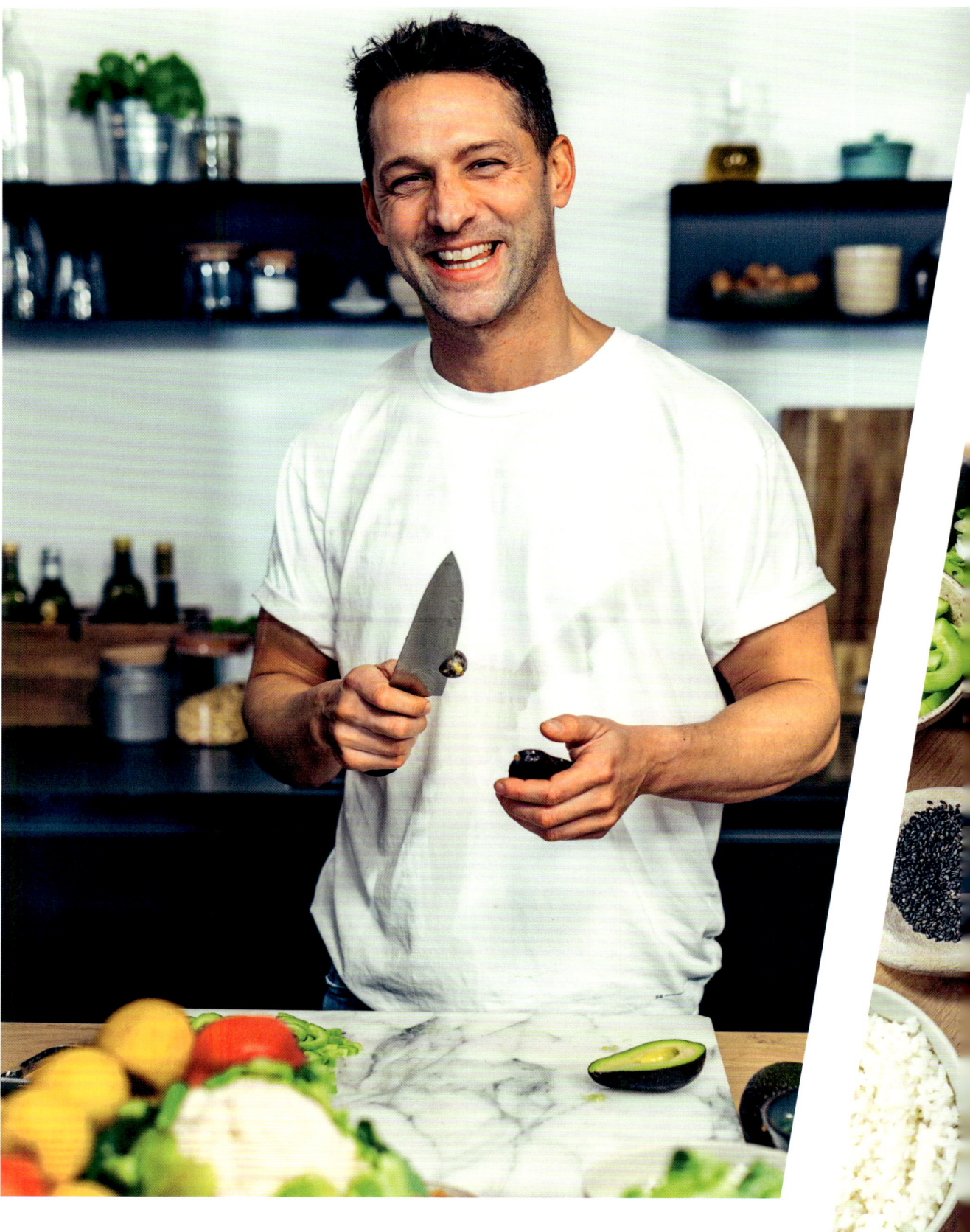

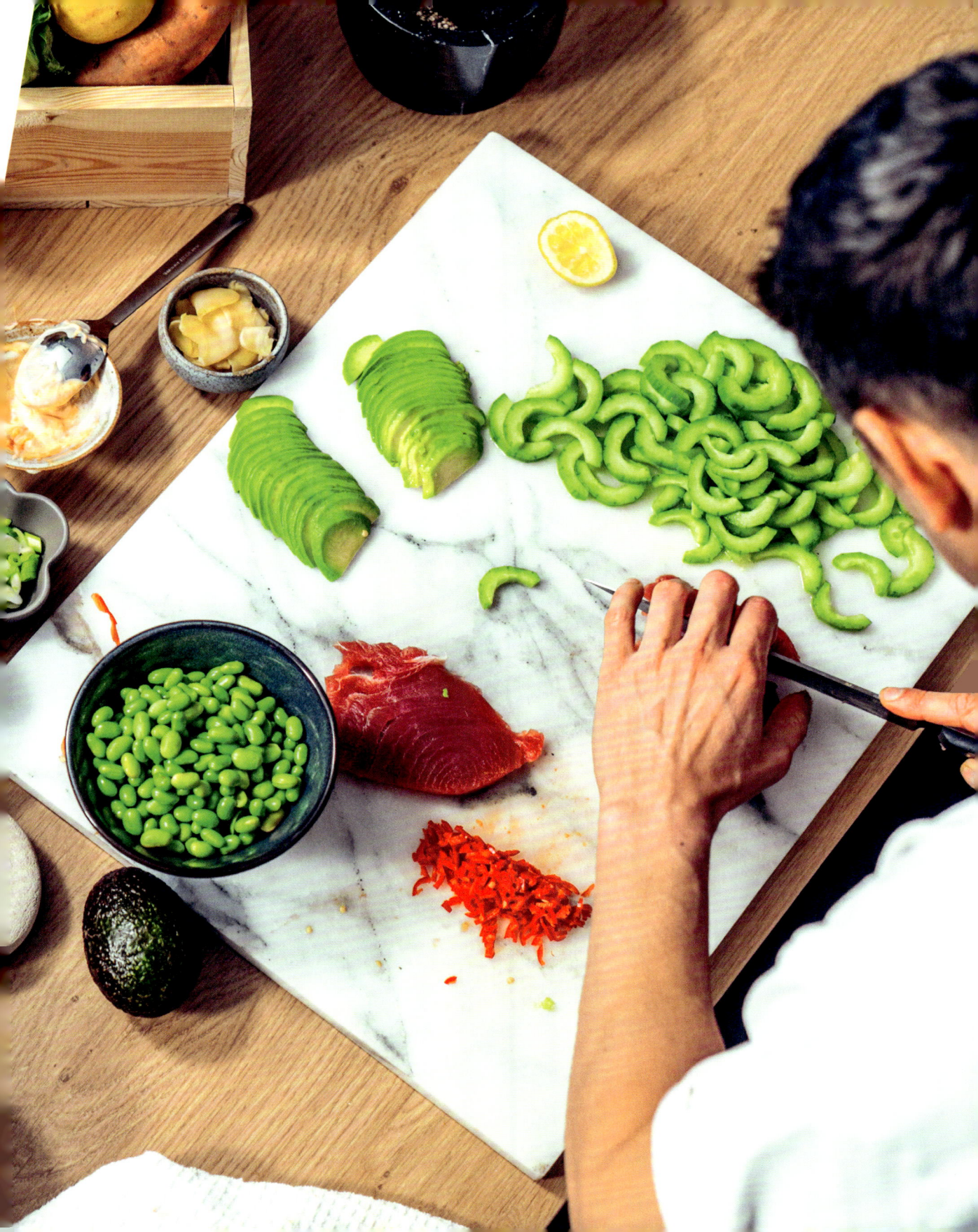

ALEX' POKE BOWL

4 PERSONEN

Pro Person: 820 kcal,
45 g EW, 48 g F, 52 g KH

ZUBEREITUNGSZEIT CA. 30 MINUTEN

FÜR DIE BOWL:
150 g Sushireis • Salz
400 g Thunfischfilet
   (Sushi-Qualität)
1 TL Srirachasauce
4 EL Sojasauce
2 TL Sesamöl
1 Salatgurke
2 Avocados
2 Frühlingszwiebeln
200 g Edamame (Sojabohnen)
2 TL eingelegter Ingwer (Sushi-
   Ingwer; aus dem Glas)
2 TL schwarze Sesamsamen

FÜR DIE SPICY MAYO:
2 Eigelb
1 TL Senf
3 EL Balsamico bianco
Salz • Pfeffer aus der Mühle
Cayennepfeffer
¼ l neutrales Pflanzenöl
2 EL Srirachasauce

FÜR DAS DRESSING:
4 EL Reisessig
4 EL Sojasauce
1 EL Honig
1 EL frisch geriebener Ingwer
1 TL Sesamöl

• Für die Bowl den Sushireis nach Packungsanweisung in leicht gesalzenem Wasser garen,
in ein Sieb abgießen und abkühlen lassen.

• Den Thunfisch in 1 cm große Würfel schneiden und in einer Schale mit Srirachasauce,
Sojasauce und Sesamöl marinieren.

• Die Gurke schälen, längs halbieren und die
Kerne mit einem Löffel entfernen. Gurkenhälf-
ten ebenfalls in 1 cm große Würfel schneiden.

• Avocados halbieren und die Steine entfernen.
Fruchtfleisch aus der Schale lösen und ebenfalls
in kleine Würfel schneiden. Frühlingszwiebeln
putzen, waschen und in feine Ringe schneiden.

• Für die Spicy Mayo Eigelbe, Senf, Essig, Salz
und beiden Pfeffersorten in einen hohen Rühr-
becher geben. Nach und nach Öl mit dem Stabmixer untermixen, sodass eine feste Mayon-
naise entsteht. Srirachasauce unterrühren.

• Für das Dressing alle Zutaten gut verrühren.

• Den Sushireis auf vier tiefe Schüsseln verteilen und Thunfisch, Gurke, Avocados und Edamame darauf nebeneinander anrichten. 2 EL
Spicy Mayo darüberträufeln (restliche Mayo
anderweitig verwenden) und mit dem schwarzen Sesam, dem eingelegten Ingwer und den
Frühlingszwiebelringen garnieren. Dressing erst
direkt vor dem Verzehr über die Bowl gießen.

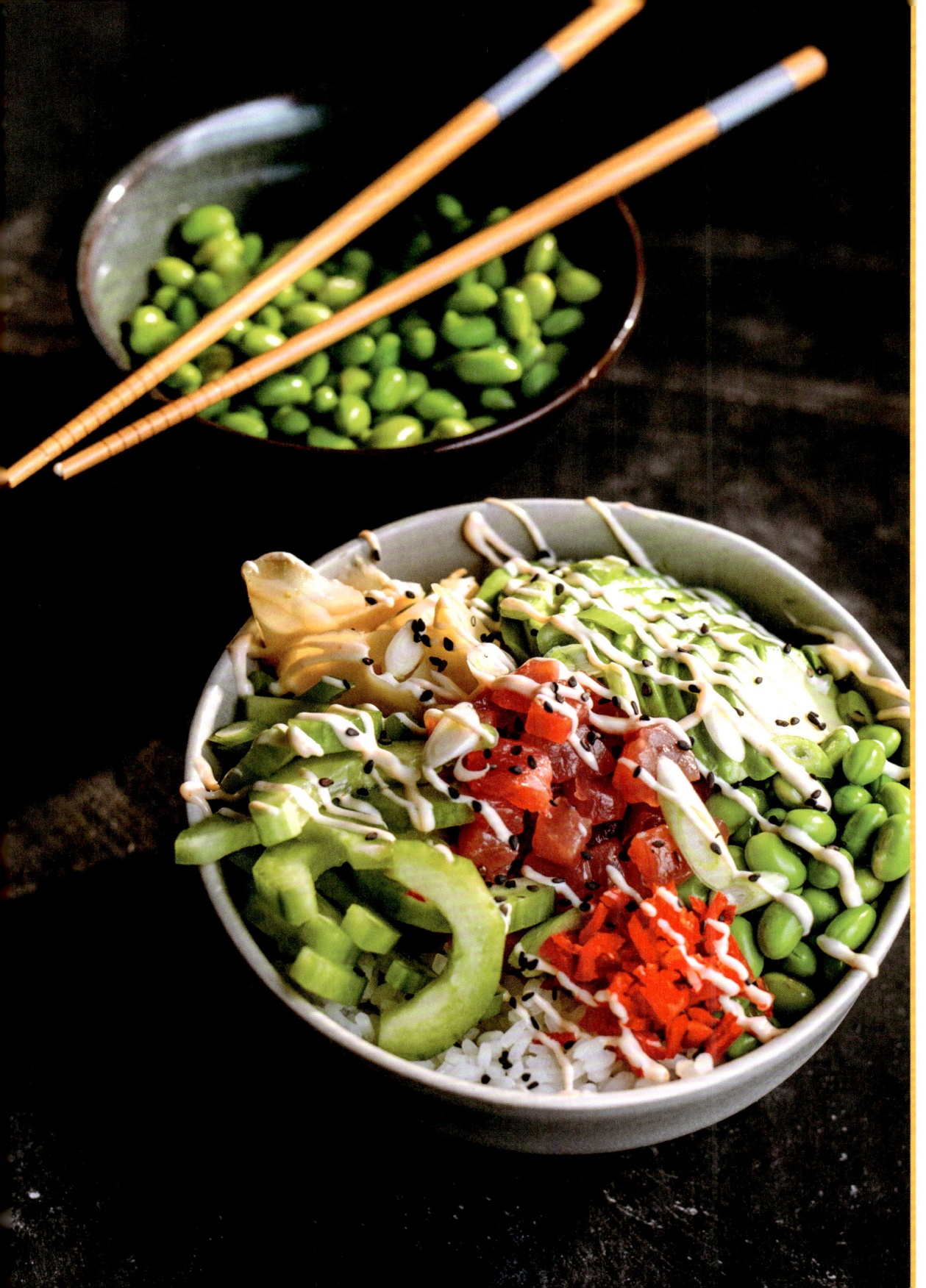

GLASIG GEDÄMPFTER LACHS

MIT GEGRILLTEM SPARGEL

4 PERSONEN

**Pro Person: 620 kcal,
47 g EW, 40 g F, 14 g KH**

ZUBEREITUNGSZEIT CA. 35 MINUTEN

800 g Lachsfilet
1 Bio-Zitrone
1 Bund Basilikum
4 Zweige Thymian
grobes Meersalz
Pfeffer aus der Mühle

Olivenöl zum Beträufeln
12 Stangen grüner Spargel
50 g Pesto
  (siehe Grundrezept S. 70)
5 EL geröstete Cashewkerne
5 EL gepuffter Amarant

• Den Backofen auf 180 °C vorheizen. Das Fischfilet waschen, trocken tupfen und in 4 gleich große Tranchen schneiden. Die Zitrone heiß waschen, trocken reiben und in Scheiben schneiden. Die Kräuter waschen und trocken schütteln.

• Die Lachsfiletstücke jeweils auf einen Bogen Backpapier setzen und mit Meersalz und Pfeffer sowie mit Olivenöl beträufeln und mit Zitronenscheiben belegen.

• Die Thymianzweige und das Basilikum darauf verteilen (der Fisch sollte vom Basilikum bedeckt sein), die Bögen über den Fischstücken zu Päckchen (Bonbonform) zusammendrehen und an den Enden verschließen.

• Den Lachs im Ofen auf der mittleren Schiene etwa 12 Minuten garen – er sollte in der Mitte noch einen glasigen Kern haben.

• In der Zwischenzeit den Spargel waschen und die holzigen Enden abschneiden. Spargel mit Olivenöl beträufeln und in einer Grillpfanne rundum so lange rösten, bis er Röstaromen hat und bissfest gegart ist.

• Spargel aus der Pfanne nehmen, 1 Minute abkühlen lassen und mit dem Pesto marinieren. Cashewkerne grob hacken und untermischen.

• Den glasig gedämpften Lachs mit dem Pesto-Spargel auf Tellern anrichten und den gepufften Amarant darüberstreuen.

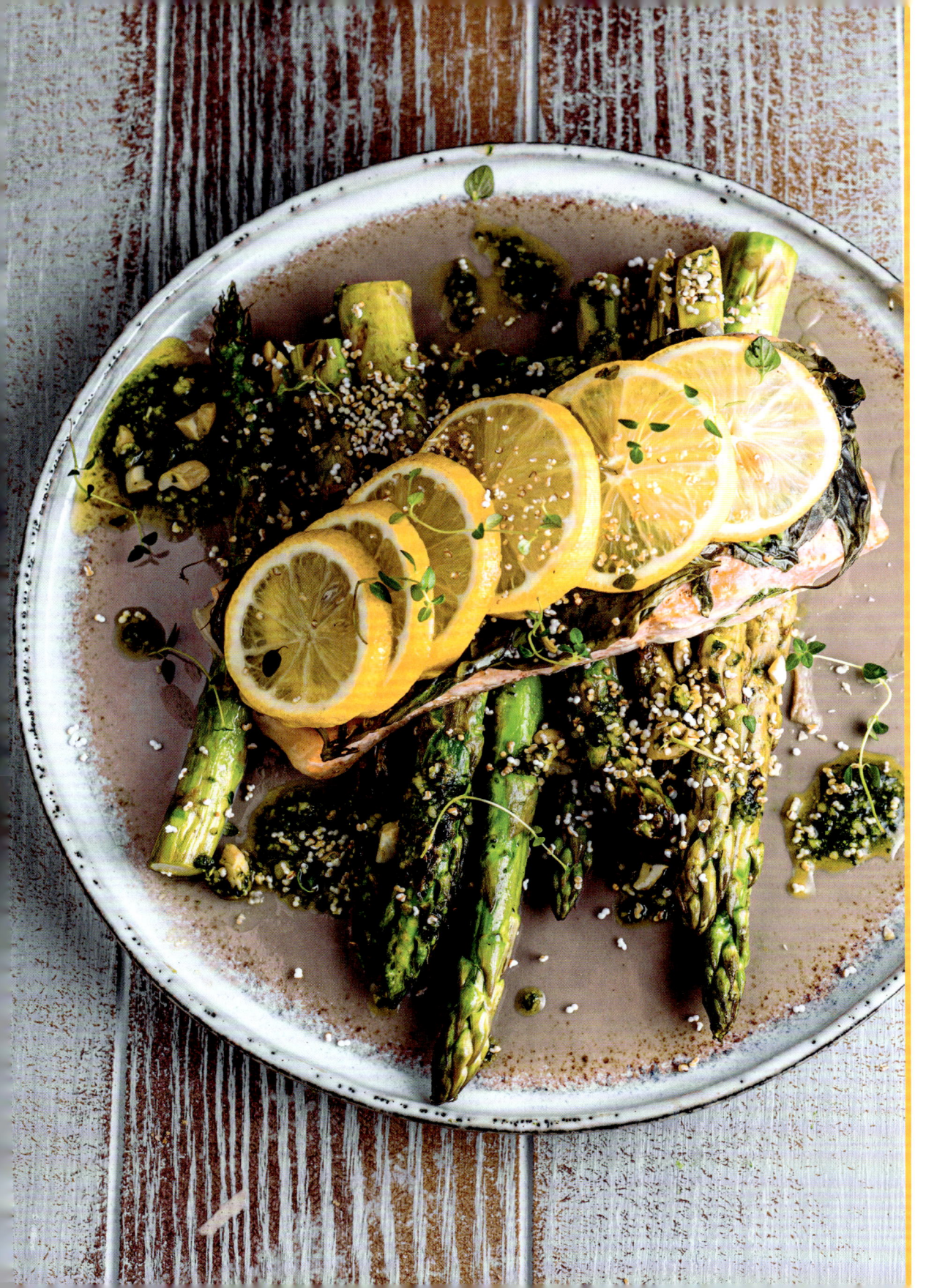

ÜBERBACKENE OFENKARTOFFEL

MIT SCHARFER BOLOGNESE UND KRÄUTERSALAT

4 PERSONEN

Pro Person: 820 kcal,
36 g EW, 54 g F, 43 g KH

ZUBEREITUNGSZEIT CA. 20 MINUTEN · GARZEIT CA. 1 STUNDE

FÜR DIE SAUCE BOLOGNESE:

2 Zwiebeln
2 Knoblauchzehen
2 Möhren
1 rote Chilischote
6 EL Olivenöl
500 g gemischtes Hackfleisch
Salz
2–3 EL Tomatenmark

2 kleine Dosen geschälte
    Tomaten (à 400 g)
3 Lorbeerblätter
1 Sternanis
Pfeffer aus der Mühle

AUSSERDEM:

4 größere mehligkochende
    Kartoffeln
Salz
je 1 Bund Petersilie und Kerbel
1 Friséesalat
3 EL Balsamico bianco
1 TL Dijon-Senf
4 EL Olivenöl
Pfeffer aus der Mühle
1 Kugel Mozzarella

• Für die Sauce Bolognese die Zwiebeln und den Knoblauch schälen, die Möhren putzen und schälen. Die Chilischote längs halbieren, entkernen und waschen. Alles in feine Würfel schneiden.

• In einem Topf das Olivenöl bei mittlerer Temperatur erhitzen und Zwiebeln, Knoblauch und Chili darin andünsten. Die Hitze etwas erhöhen, das Hackfleisch dazugeben und ein paar Minuten scharf mitrösten. Dann auch die Möhren dazugeben und kurz mitrösten. Mit Salz würzen.

• Sobald die ganze Flüssigkeit des Fleisches verdampft ist, die Hitze wieder etwas zurückdrehen, das Tomatenmark dazugeben und 1 bis 2 Minuten mitrösten. Dann die Dosentomaten, Lorbeerblätter und Anis hinzufügen. Alles mit Salz und Pfeffer würzen und die Sauce etwa 1 Stunde zu einer kompakteren Masse einköcheln lassen.

• Inzwischen die Kartoffeln in gut gesalzenem Wasser bissfest garen. Den Backofengrill vorheizen. Die Kräuter waschen und trocken schütteln, die Blätter abzupfen und grob hacken. Den Salat verlesen, waschen, trocken schleudern und in mundgerechte Stücke zupfen. Mit den Kräutern mischen. Essig, Senf, Olivenöl, Salz und Pfeffer zu einer Marinade verrühren und den Kräutersalat damit marinieren.

• Die Kartoffeln abgießen, der Länge nach einschneiden und etwas auseinanderdrücken, eventuell sogar ein bisschen aushöhlen. Kartoffeln in eine Auflaufform setzen. Die Bolognese auf den Kartoffeln verteilen, den Mozzarella in grobe Stücken reißen und daraufgeben. Die Kartoffeln im Ofen auf der mittleren Schiene 3 bis 4 Minuten gratinieren.

• Die überbackenen Ofenkartoffeln mit dem Kräutersalat auf Tellern anrichten.

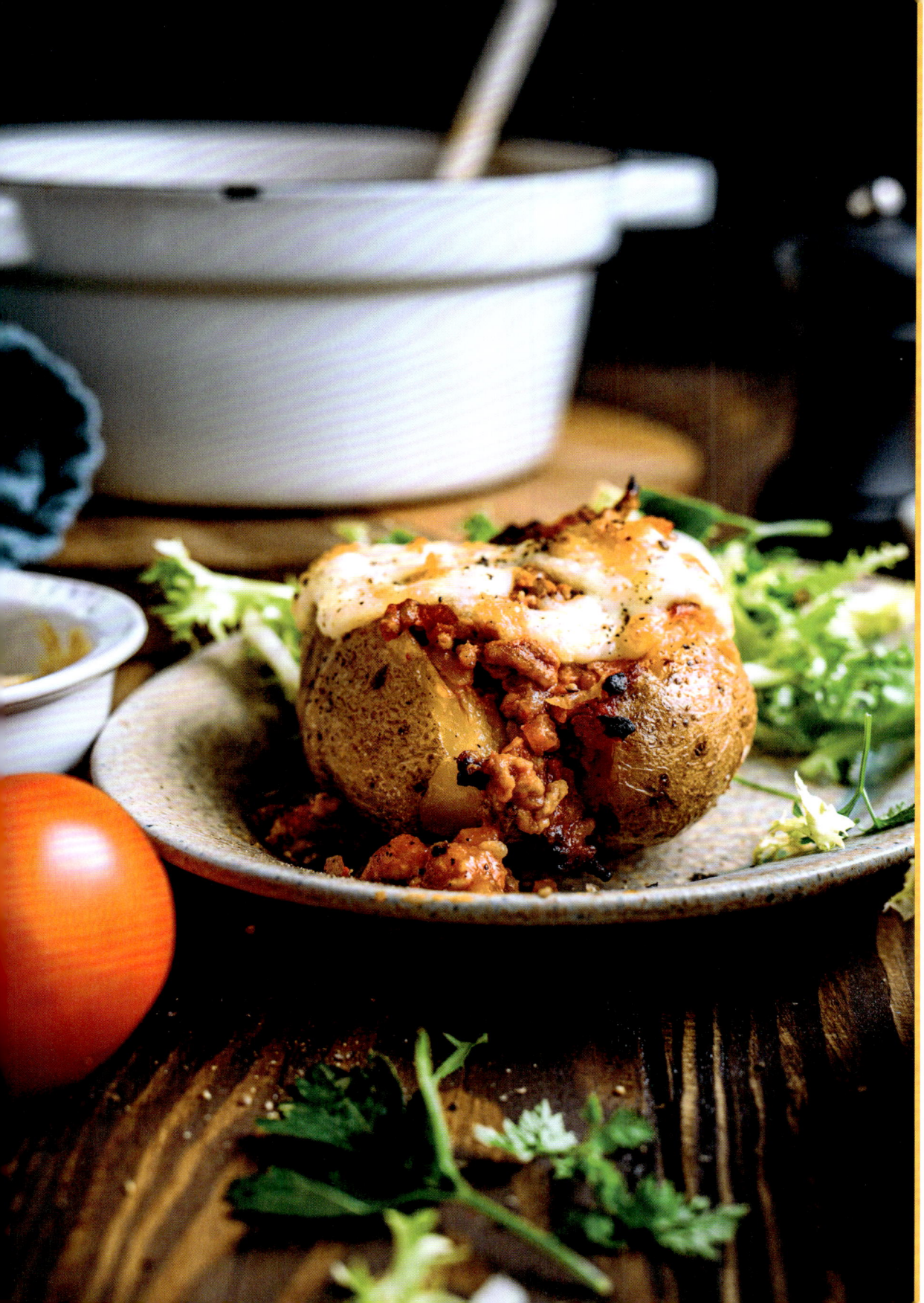

CHILI-CHICKEN-WINGS
MIT ASIA-KRAUTSALAT

4 PERSONEN

Pro Person: 1000 kcal,
64 g EW, 73 g F, 19 g KH

ZUBEREITUNGSZEIT CA. 30 MINUTEN · MARINIERZEIT CA. 2 STUNDEN

FÜR DIE CHICKEN WINGS:
1 rote Chilischote
3 EL Sojasauce
4 EL Ahornsirup
2 EL Hoisinsauce
1 EL fein gehackter Ingwer
20 Hähnchenflügel

FÜR DEN KRAUTSALAT:
400 g Spitzkohl
Salz
4 EL schwarze Sesamsamen
3 Frühlingszwiebeln
4 EL weißer Reisessig
1 EL Ahornsirup
4 EL Olivenöl
1 TL geröstetes Sesamöl

• Für die Chicken Wings die Chilischote längs halbieren, entkernen, waschen und in feine Würfel schneiden. Mit Sojasauce, Ahornsirup, Hoisinsauce und Ingwer mischen.

• Die Hähnchenflügel waschen, trocken tupfen und in einer Schüssel mit der Marinade mischen. Zugedeckt im Kühlschrank 1 bis 2 Stunden marinieren.

• Für den Krautsalat vom Spitzkohl die äußeren Blätter ggf. entfernen. Kohl waschen, halbieren und den Strunk entfernen. Hälften in feine Streifen schneiden. In einer Schüssel mit etwas Salz verkneten und 15 Minuten ziehen lassen.

• Den Backofen auf 180 °C vorheizen. Hähnchenflügel in einer Pfanne rundum so lange braten, bis die Haut karamellisiert und braun wird. In einen Bräter geben und im Ofen auf der mittleren Schiene etwa 12 Minuten braten.

• Den Sesam in eine Pfanne kurz rösten. Die Frühlingszwiebeln putzen, waschen und in feine Ringe schneiden. Spitzkohl leicht ausdrücken. Mit Essig, Ahornsirup und beiden Ölsorten marinieren, den Sesam und die Frühlingszwiebeln untermischen.

• Die Chili-Chicken-Wings mit dem Krautsalat servieren.

▶ **Die Chicken Wings kannst du auch wunderbar schon am Vortag marinieren.**

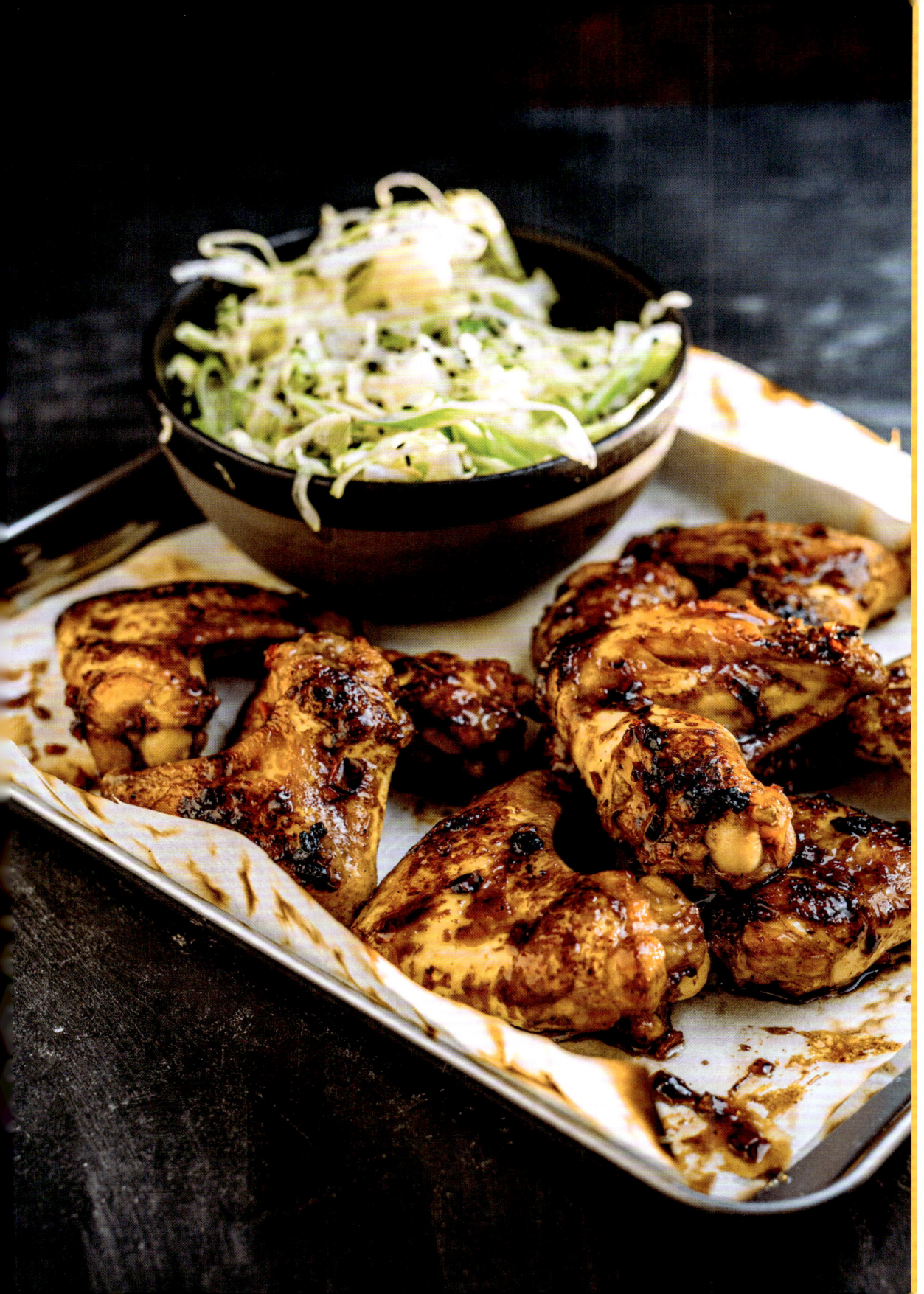

FLAUMIGER TOPFENAUFLAUF

MIT MARILLENRÖSTER

4 PERSONEN

Pro Person: 670 kcal,
28 g EW, 17 g F, 97 g KH

ZUBEREITUNGSZEIT CA. 30 MINUTEN · BACKZEIT CA. 50 MINUTEN

FÜR DEN TOPFENAUFLAUF:

Butter und Semmelbrösel für
  die Form
6 Eier (L)
500 g Topfen (Speisequark)
150 g Puderzucker
4 gehäufte EL Speisestärke
1 Päckchen Vanillezucker

FÜR DEN MARILLENRÖSTER:

500 g Marillen (Aprikosen)
125 ml Marillenfruchtsaft
100 g Zucker
1 Msp. Zimtpulver
1–2 Gewürznelken

AUSSERDEM:

Puderzucker zum Bestäuben

- Für den Topfenauflauf den Backofen auf 180 °C vorheizen. Eine große Auflaufform oder zwei kleinere Formen einfetten und mit den Bröseln ausstreuen.

- Die Eier trennen und die Eiweiße zu steifem Schnee schlagen.

- Den Topfen mit den Eigelben, dem Puderzucker, der Speisestärke und dem Vanillezucker schaumig rühren und den Eischnee vorsichtig unterheben. Die Masse in die Form füllen und glatt streichen. Den Auflauf im Ofen auf der mittleren Schiene 40 bis 50 Minuten goldbraun backen.

- Inzwischen für den Marillenröster die Marillen waschen, halbieren, entsteinen und in grobe Stücke schneiden. Den Fruchtsaft mit dem Zucker, Zimt und den Nelken in einem Topf aufkochen lassen. Die Marillen dazugeben und bei mittlerer Hitze 15 bis 20 Minuten einköcheln lassen. Vor dem Anrichten die Nelken entfernen.

- Topfenauflauf mit Puderzucker bestäuben und mit dem Marillenröster servieren.

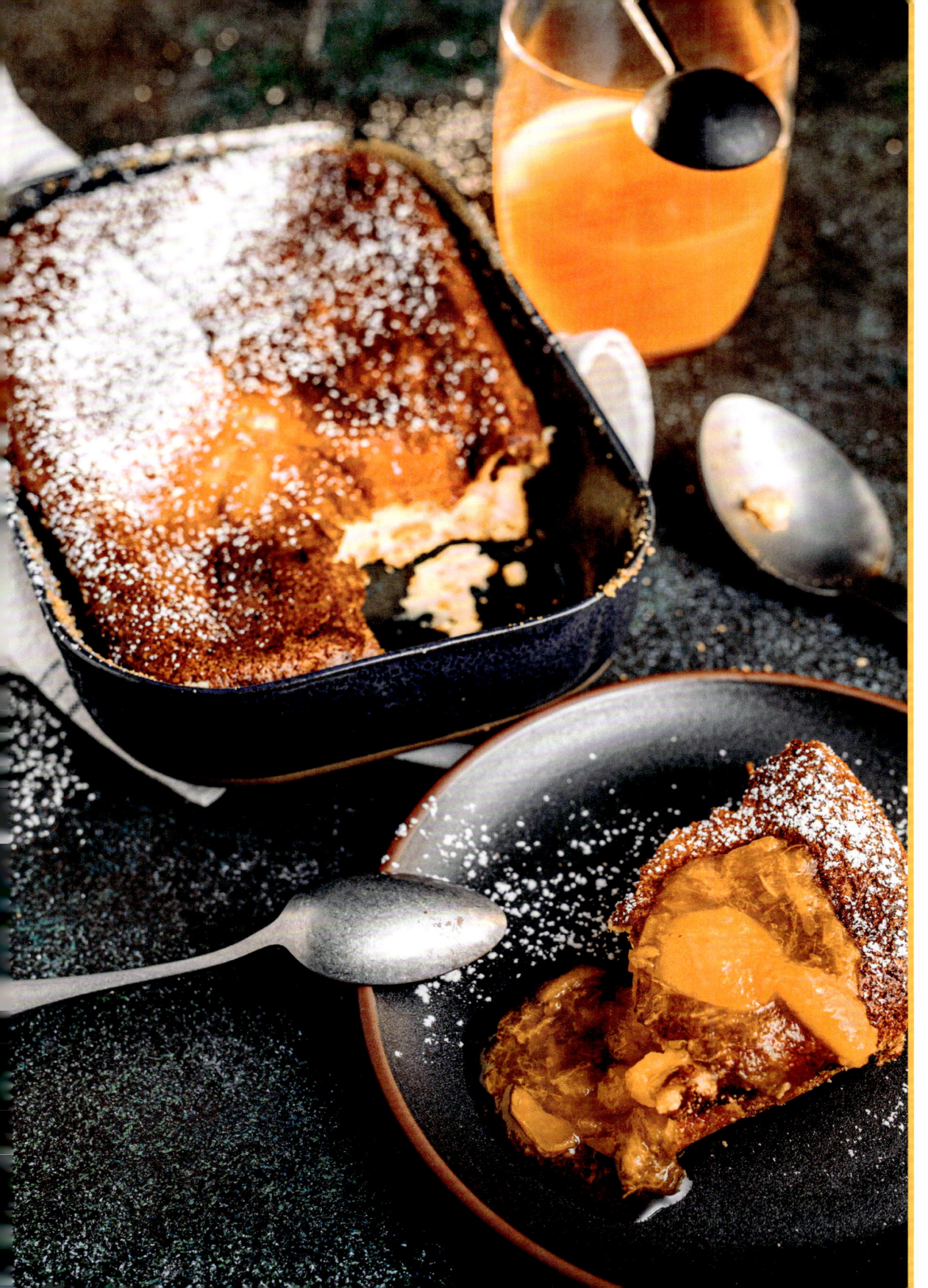

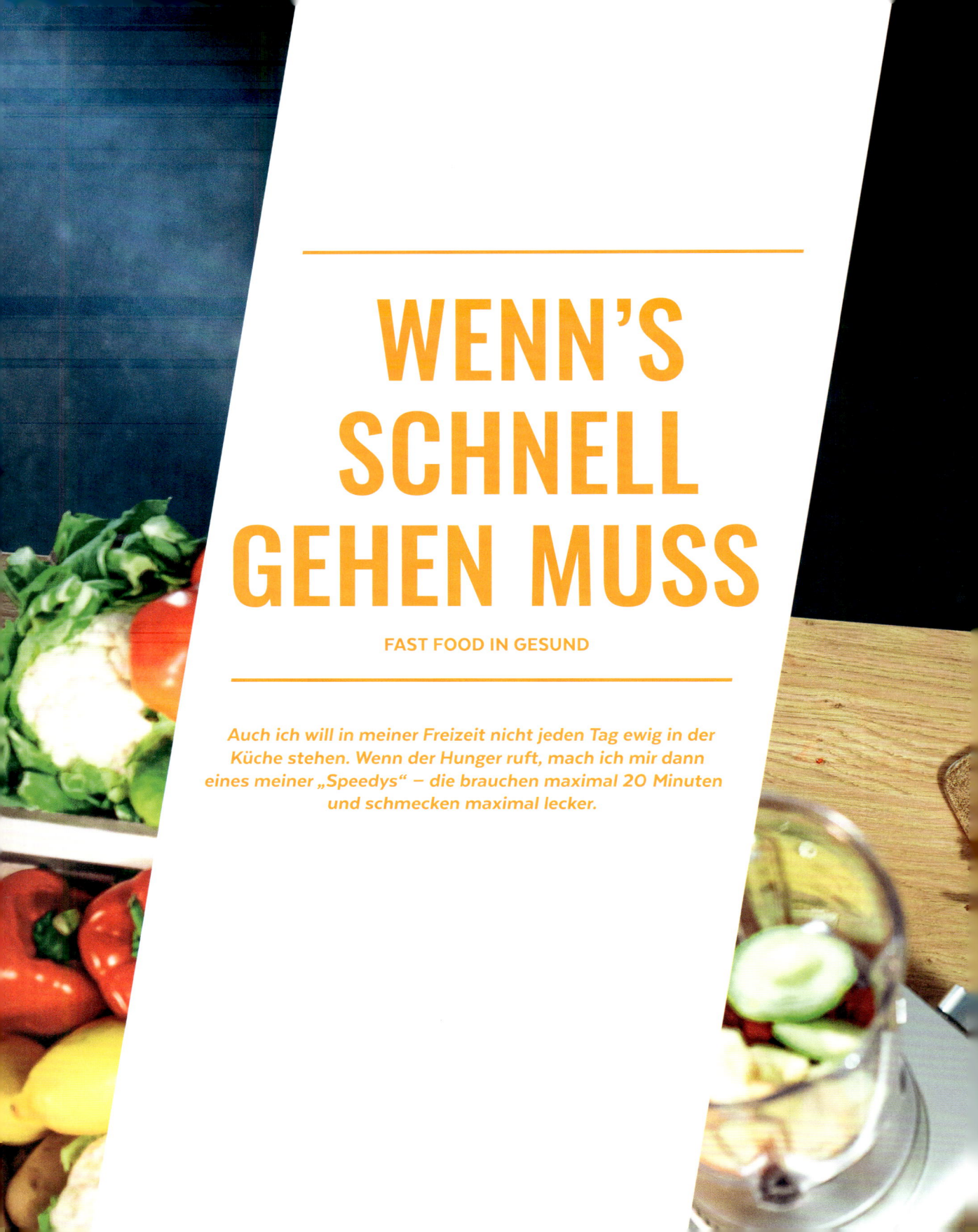

WENN'S SCHNELL GEHEN MUSS

FAST FOOD IN GESUND

Auch ich will in meiner Freizeit nicht jeden Tag ewig in der Küche stehen. Wenn der Hunger ruft, mach ich mir dann eines meiner „Speedys" – die brauchen maximal 20 Minuten und schmecken maximal lecker.

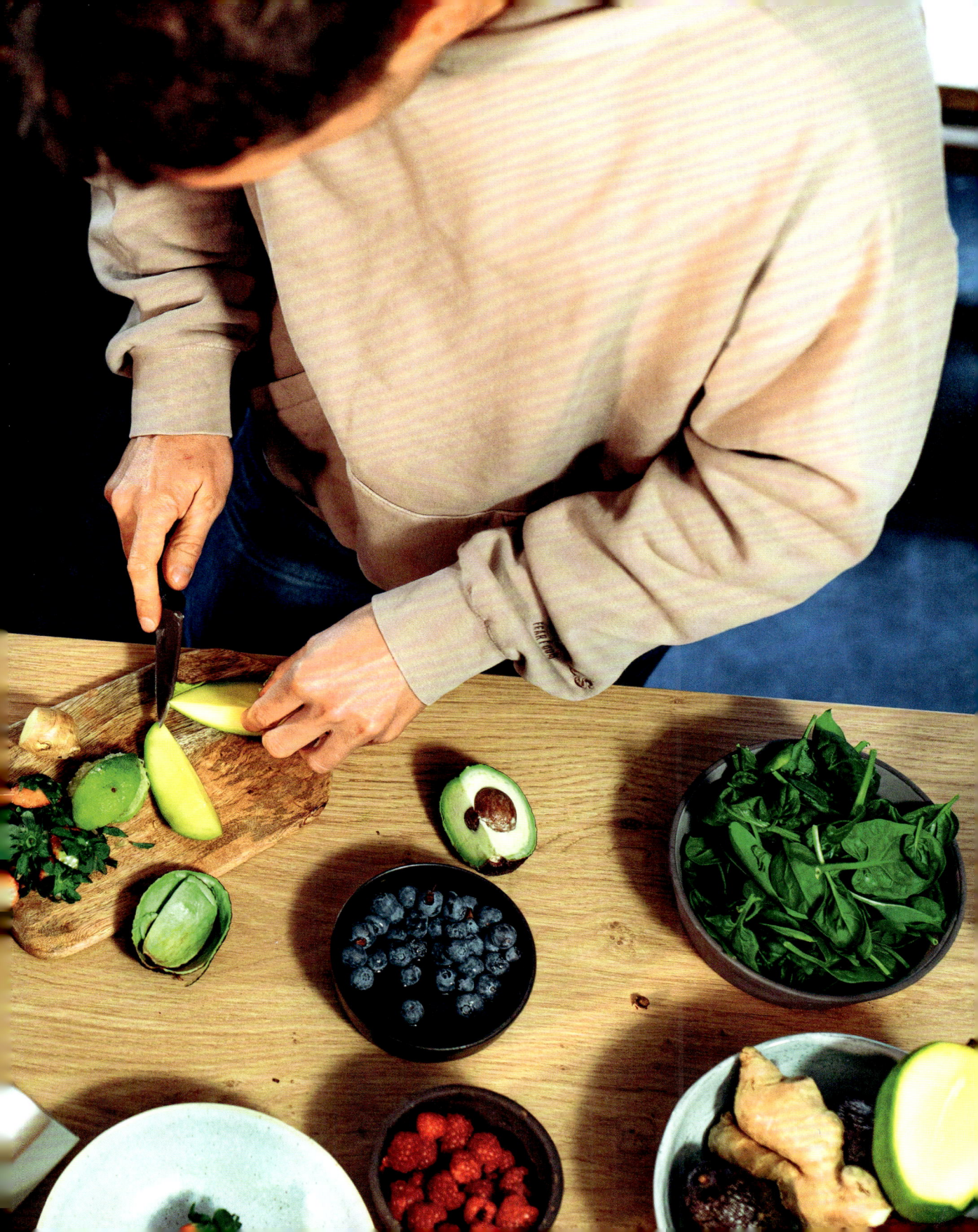

KRÄUTER-SOMMERROLLEN

4 PERSONEN

Pro Person: 460 kcal,
20 g EW, 16 g F, 55 g KH

ZUBEREITUNGSZEIT CA. 20 MINUTEN

FÜR DEN DIP:
1 Knoblauchzehe
1 Chilischote
40 g Zucker
4 EL Limettensaft
4 EL Reisessig

FÜR DIE SOMMERROLLEN:
½ Salatgurke
1 Bund Koriander
1 Bund Minze
12 Romanasalatblätter
250 g Tofu

100 g Erdnusskerne
15 g Reisnudeln
12 Blätter Reispapier

• Für den Dip den Knoblauch schälen. Die Chilischote längs halbieren, entkernen und waschen. Beides in feine Würfel schneiden.

• 200 ml Wasser, Zucker und Limettensaft in einer Schüssel gut verrühren, bis sich der Zucker aufgelöst hat. Danach den Essig, Knoblauch und Chili dazugeben und noch mal umrühren.

• Für die Sommerrollen die Gurke waschen, ggf. schälen und in feine Streifen (Julienne) schneiden. Die Kräuter waschen, trocken schütteln und samt Stängeln halbieren oder dritteln (je nach Länge der Sommerrollen). Die Salatblätter waschen und trocken tupfen.

• Den Tofu ebenfalls in passend lange Scheiben schneiden. Die Erdnüsse kurz in einer Pfanne ohne Fett rösten und klein hacken.

• Die Reisnudeln kurz in kochendes Wasser legen, bis sie gar sind.

• Eine Schüssel mit warmem Wasser vorbereiten und die Reispapierblätter vor dem Befüllen einzeln kurz im Wasser quellen lassen.

• Die Reispapierblätter nacheinander auf ein Brett legen und mit den Zutaten mittig belegen: Salatblatt, Gurkenstreifen, Koriander, Minze, Tofu, Reisnudeln und Erdnüsse. Die seitlichen Ränder des Reispapiers über dem Gemüse einschlagen und das Reispapier dann von unten nach oben vorsichtig aufrollen.

• Die Sommerrollen mit dem Dip servieren.

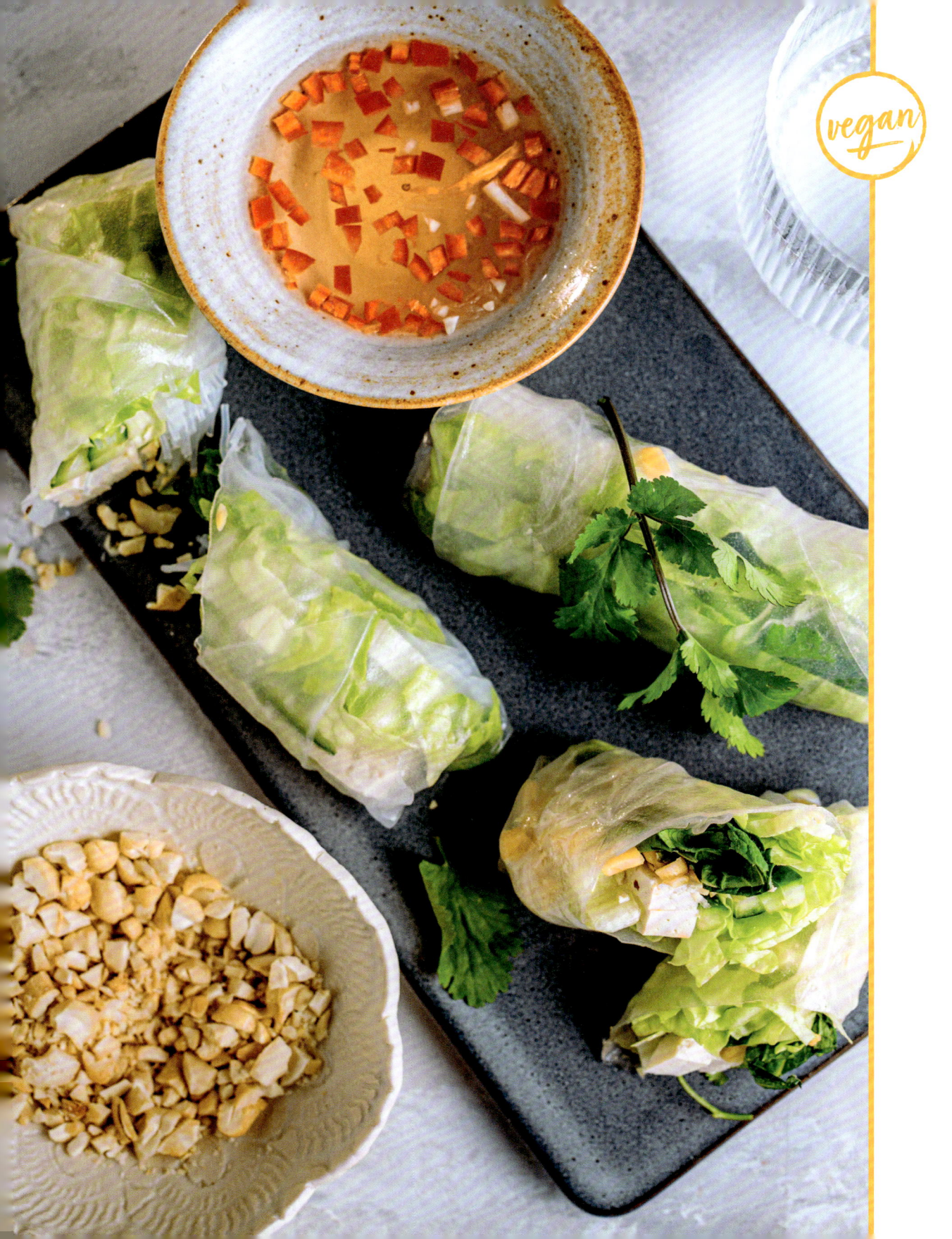

vegan

MEIN CAESAR SALAD

4 PERSONEN

Pro Person: 530 kcal,
18 g EW, 44 g F, 14 g KH

ZUBEREITUNGSZEIT CA. 20 MINUTEN

5 Salatherzen
6 Radieschen
¼ Bund Schnittlauch
etwas Balsamico bianco
120 g Sauerrahm (saure Sahne;
    oder Schmand)

1 TL Dijon-Senf
1 TL Worcestershiresauce
40 g geriebener Parmesan
1 Anchovis
Salz • Pfeffer aus der Mühle
12 Scheiben Frühstücksspeck

2 Scheiben Schwarzbrot
1 Knoblauchzehe
4 Eier

• Den Salat verlesen, in die einzelnen Blätter zerpflücken, waschen und trocken schleudern. Die Radieschen putzen, waschen und in feine Scheiben schneiden. Schnittlauch waschen, trocken tupfen und in Röllchen schneiden.

• Essig, Sauerrahm, Senf, Worcestershiresauce, Parmesan, Anchovis, Salz und Pfeffer zu einem Dressing mixen.

• Die Speckscheiben ohne Fett in eine Pfanne legen und bei mittlerer Hitze langsam knusprig ausbraten. Herausnehmen und auf Küchenpapier abtropfen lassen.

• In dem übrigen Fett das in grobe Stücke zerrissene Brot mit der angedrückten Knoblauchzehe knusprig braten.

• Die Eier 5 bis 6 Minuten wachsweich kochen, kalt abschrecken und pellen. Salat und Radieschen mit dem Dressing marinieren und auf Tellern anrichten.

• Die Speckscheiben und das Brot darauf verteilen. Zuletzt die Eier etwas aufreißen und ebenfalls daraufsetzen. Mit Schnittlauchröllchen bestreuen.

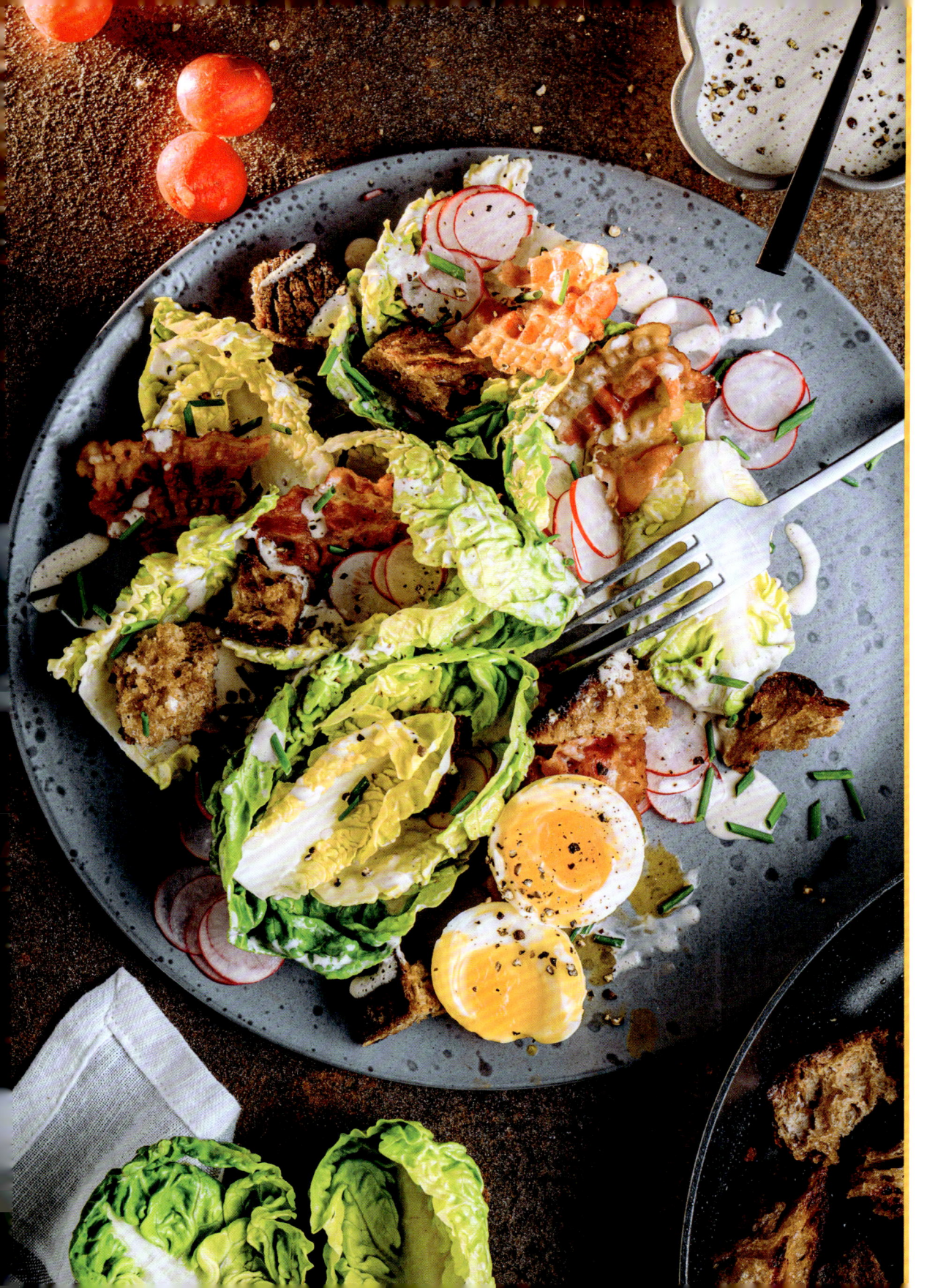

ASIA-GLASNUDELSALAT

MIT CASHEWKERNEN

4 PERSONEN

Pro Person: 630 kcal,
18 g EW, 32 g F, 62 g KH

ZUBEREITUNGSZEIT CA. 20 MINUTEN

150 g Tofu
4 EL Sesamöl
8 EL Sojasauce
200 g Glasnudeln
1 rote Paprikaschote
100 g Zuckerschoten

6 EL Reisessig
1–2 EL Limettensaft
1–2 EL Honig
10 g Ingwer
1 rote Chilischote
2–3 Frühlingszwiebeln

½ Bund Koriander
150 g Cashewkerne
schwarze Sesamsamen zum
    Bestreuen

• Den Tofu in etwa 1½ cm große Würfel schneiden und in einer Pfanne in 1 EL Sesamöl rundum scharf anbraten. Mit 4 EL Sojasauce ablöschen und etwa 3 Minuten braten, herausnehmen und abkühlen lassen.

• Die Glasnudeln in eine Schüssel geben, mit kochend heißem Wasser übergießen und etwa 5 Minuten ziehen lassen.

• Die Paprikaschote längs halbieren, entkernen, waschen und in Streifen schneiden. Die Zuckerschoten putzen, waschen und halbieren. Beides in der Pfanne in 1 EL Sesamöl scharf anbraten.

• Den Essig, das übrige Sesamöl, die restliche Sojasauce, den Limettensaft und den Honig zu einem Dressing verrühren. Den Ingwer schälen und fein reiben. Die Chili längs halbieren, entkernen, waschen und in feine Würfel schneiden. Beides zum Dressing geben.

• Die Frühlingszwiebeln putzen, waschen und in feine Ringe schneiden. Den Koriander waschen und trocken schütteln, die Blätter abzupfen und fein hacken. Glasnudeln abgießen und mit Gemüse, Tofu, Frühlingszwiebeln, Koriander und Cashewkernen mit dem Dressing marinieren. Den Glasnudelsalat mit Sesam bestreuen und lauwarm servieren.

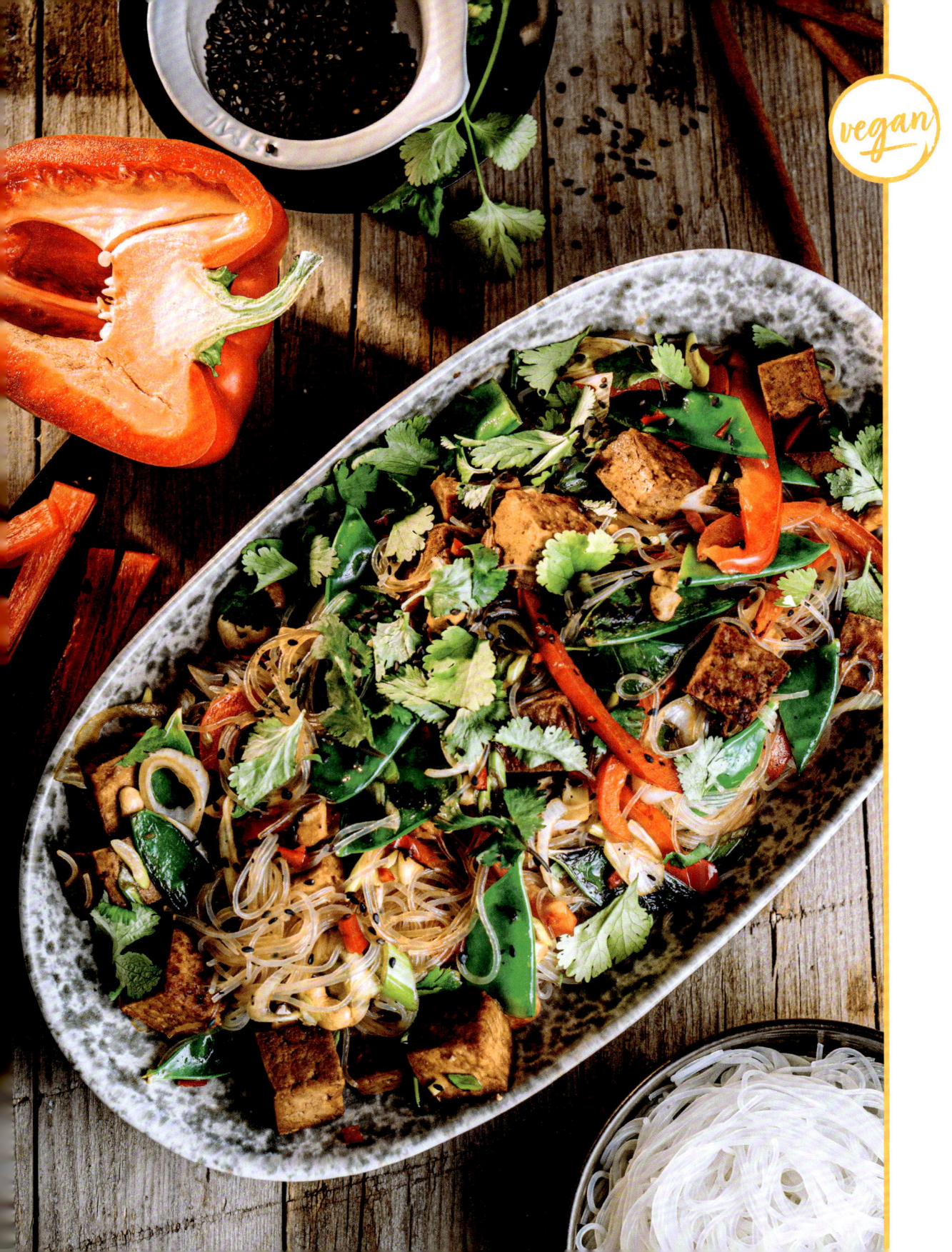

THUNFISCH-TRAMEZZINI

MIT ESSIGGURKEN

4 PERSONEN

Pro Person: 670 kcal,
33 g EW, 52 g F, 19 g KH

ZUBEREITUNGSZEIT CA. 15 MINUTEN

4 Eier
2 Dosen Thunfisch
  (in Öl; à 260 g)
1 rote Zwiebel
½ rote Chilischote
8 schwarze Oliven (ohne Stein)
5 scharfe Essiggurken

1 Bund Basilikum
2 Salatherzen
2 EL Sauerrahm (saure Sahne)
Salz • Pfeffer aus der Mühle
Balsamico bianco
4 Scheiben Tramezzini-Brot

• Die Eier 9 Minuten hart kochen, kalt abschrecken, pellen und in dünne Scheiben schneiden.

• Inzwischen den Thunfisch in ein Sieb abgießen. Zwiebel schälen und in feine Würfel schneiden. Chilischote längs halbieren, entkernen, waschen und in feine Würfel schneiden. Oliven und Essiggurken in kleine Würfel schneiden.

• Basilikum waschen und trocken schütteln, Blätter abzupfen und grob hacken. Salatherzen in die einzelnen Blätter teilen, waschen, trocken schleudern und in feine Streifen schneiden.

• Thunfisch in einer Schüssel mit Zwiebel, Chili, Oliven, Essiggurken, Basilikum und Sauerrahm mischen. Zum Schluss die Salatstreifen untermischen. Aufstrich mit Salz, Pfeffer und etwas Essig kräftig abschmecken.

• Thunfisch-Aufstrich auf 2 Tramezzini-Scheiben verteilen. Die Eierscheiben darauf verteilen und mit den restlichen Brotscheiben belegen. Diese leicht andrücken, das Brot in gleich große Vierecke schneiden und diese noch mal diagonal halbieren.

• Die Tramezzini lassen sich in einer Lunchbox super fürs Büro oder für unterwegs mitnehmen.

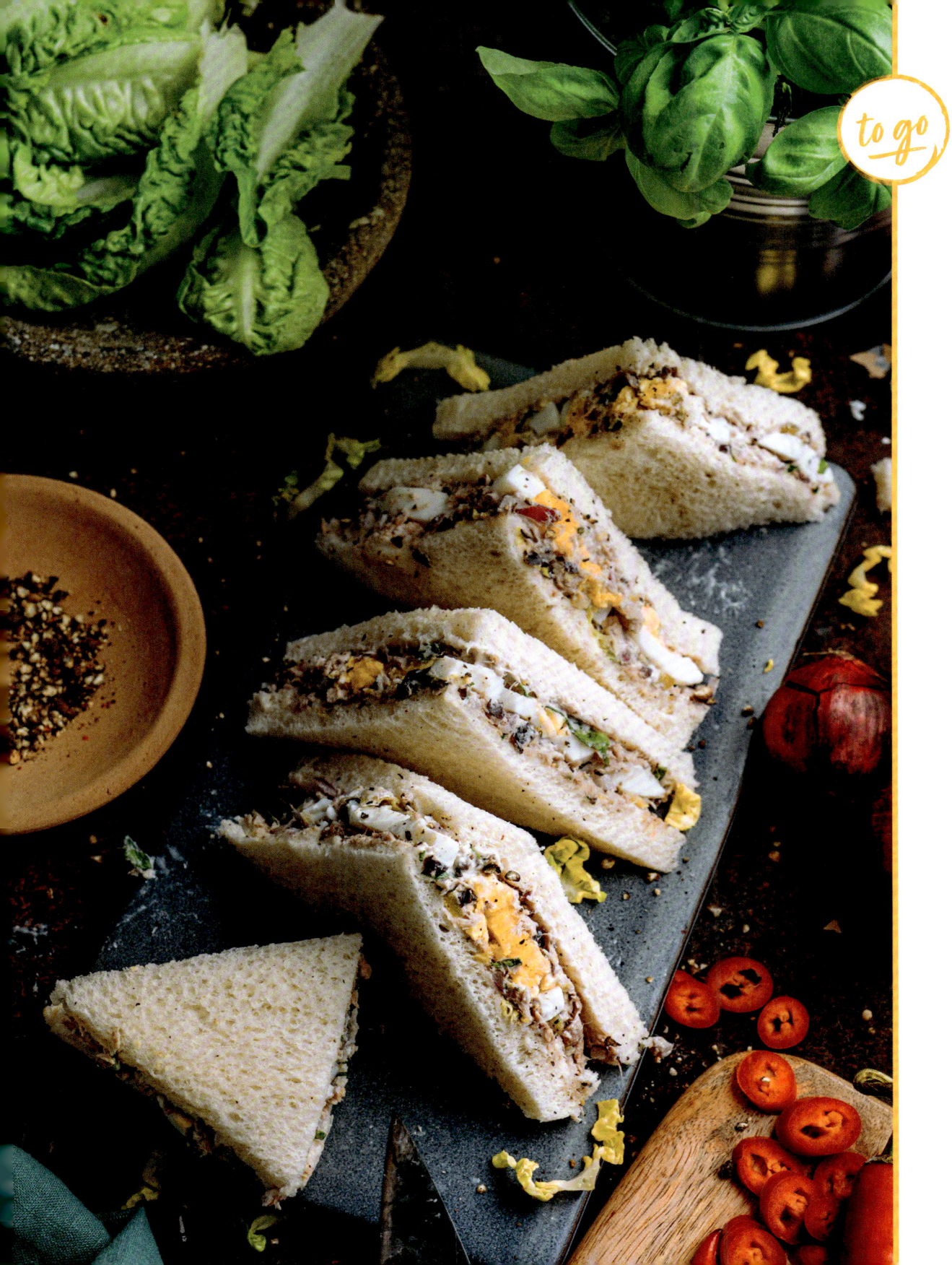

AVOCADO-KNUSPERBROT

MIT POCHIERTEM EI UND PARMESAN

4 PERSONEN

Pro Person: 450 kcal,
18 g EW, 29 g F, 26 g KH

ZUBEREITUNGSZEIT CA. 20 MINUTEN

2 Avocados
1 TL Zucker
etwas Zucker
Salz • Pfeffer aus der Mühle

Balsamico bianco
Tabasco
1 Bund Brunnenkresse
4 Scheiben Schwarzbrot

3 EL Olivenöl
3 EL Apfelessig
4 Eier
80 g Parmesan (am Stück)

• Die Avocados halbieren, die Steine entfernen und das Fruchtfleisch aus der Schale lösen. In einer Schüssel mit einer Gabel grob zerdrücken und mit Zucker, Salz, Pfeffer, Balsamico bianco sowie Tabasco kräftig abschmecken.

• Brunnenkresse waschen, trocken schütteln und mit wenig Balsamico bianco marinieren.

• Die Brotscheiben in einer Pfanne in 2 EL Olivenöl auf beiden Seiten knusprig braten.

• In einem kleinen Topf Wasser zum Kochen bringen, den Apfelessig dazugeben und dann die Hitze zurückdrehen, sodass das Wasser nur noch simmert.

• Ein Ei vorsichtig in eine Tasse schlagen, mit einem Löffel im Wasser durch Rühren einen Strudel entstehen lassen und das Ei vorsichtig ins Wasser gleiten lassen.

• Mit den restlichen Eiern genauso verfahren. Die Eier etwa 4 Minuten ziehen lassen. Dann vorsichtig mit einer Schaumkelle aus dem Wasser nehmen und kurz abtropfen lassen.

• Die zerdrückten Avocados auf den Brotscheiben verteilen, die pochierten Eier und die marinierte Brunnenkresse daraufsetzen. Mit dem restlichen Olivenöl beträufeln und den Parmesan frisch darüberreiben.

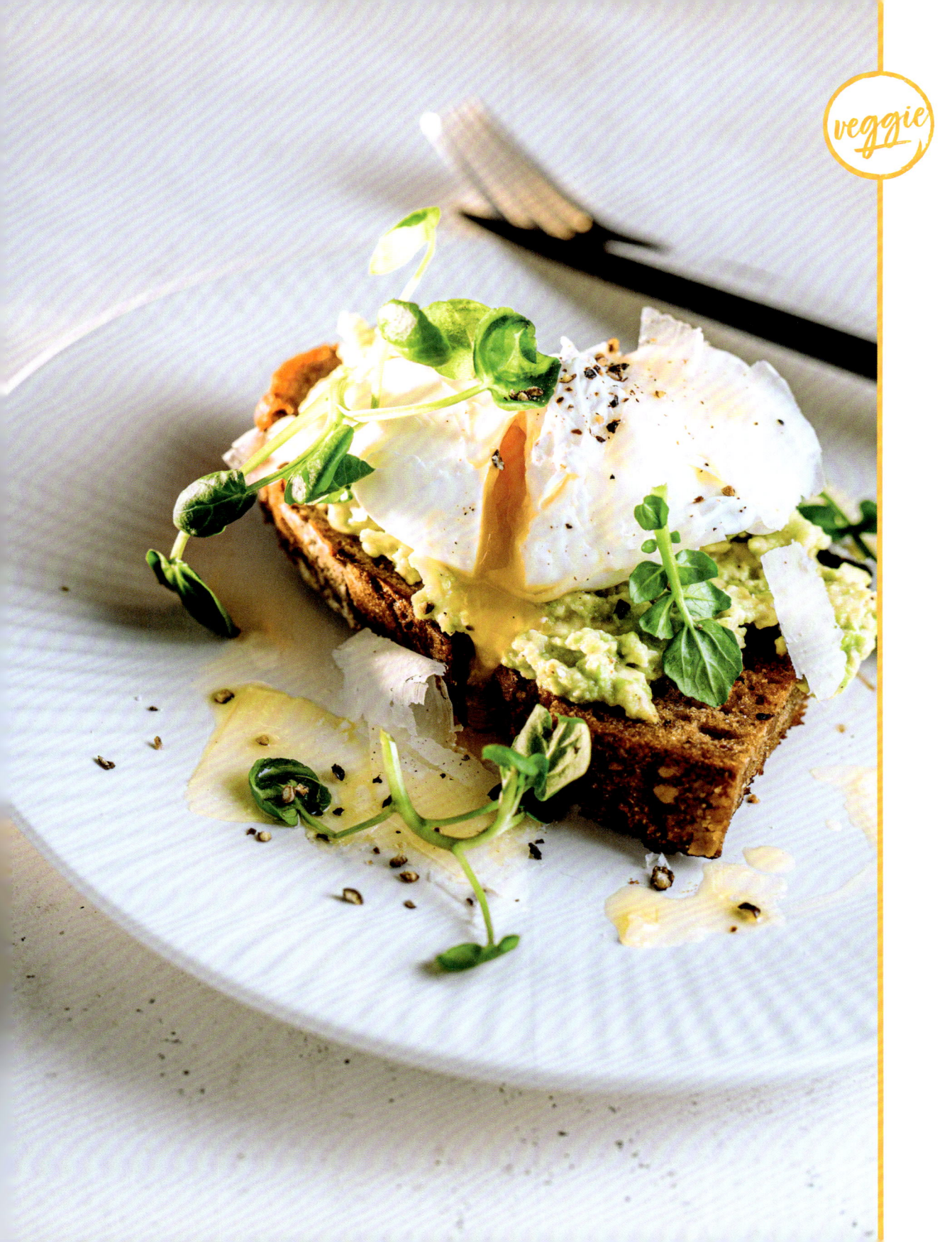

PESTO VERDE

4 PERSONEN

Pro Person: 348 kcal,
6 g EW, 35 g F, 2 g KH

ZUBEREITUNGSZEIT CA. 5 MINUTEN

50 g Basilikum
20 g Petersilie
1 Knoblauchzehe
50 g Parmesan (am Stück)
30 g Pinienkerne • Salz
110 ml Olivenöl

- Das Basilikum und die Petersilie waschen, trocken schütteln und die Blätter abzupfen.

- Den Knoblauch schälen. Den Parmesan fein reiben. Alle Zutaten mit dem Stabmixer kurz grob mixen.

- Das Pesto nur so lange wie unbedingt nötig mixen. Beim Mixen entsteht Wärme und dadurch verblasst das leuchtende Grün des Basilikums.

TOMATENSAUCE

4 PERSONEN

Pro Person: 174 kcal,
2 g EW, 15 g F, 5 g KH

ZUBEREITUNGSZEIT CA. 40 MINUTEN

4 Knoblauchzehen
6 EL Olivenöl
4 kleine Dosen Tomaten
   (à 240 g; im Sommer
   10 frische Tomaten, gehäutet und entkernt)
Salz
Pfeffer aus der Mühle

- Den Knoblauch schälen, andrücken und im Olivenöl in einem Topf andünsten.

- Die Tomaten dazugeben, mit Salz und Pfeffer würzen und einköcheln lassen. Das dauert je nach gewünschter Konsistenz 30 bis 40 Minuten.

▶ Im Sommer, wenn Tomaten Hochsaison haben, nehme ich statt Dosentomaten natürlich frische Tomaten. Und ich koche dann immer gleich eine größere Menge Sauce, fülle sie in Schraubgläser und lasse sie abkühlen. So hält sie sich im Kühlschrank mehrere Wochen. Du kannst sie aber auch in passende Gefäße füllen und einfrieren.

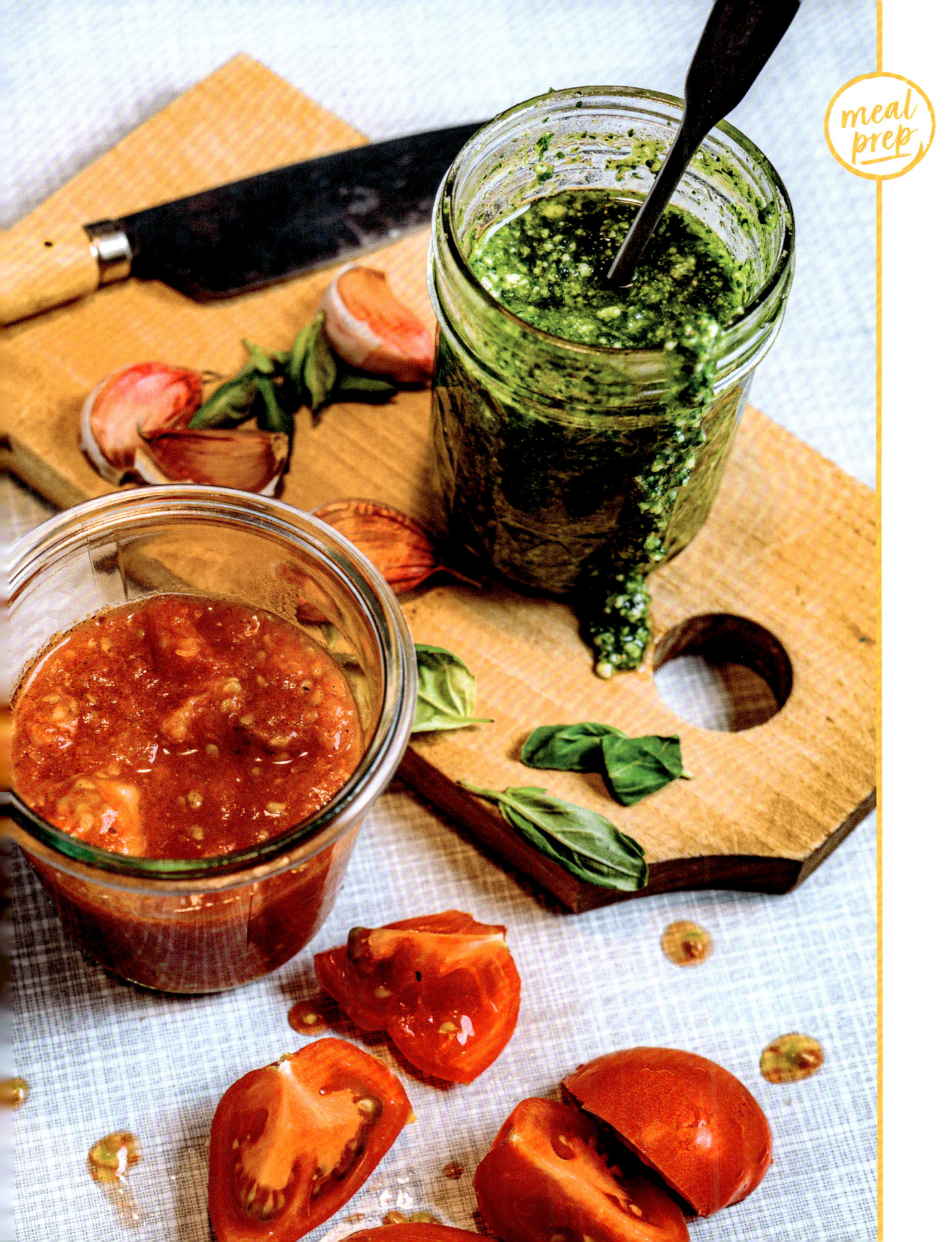

SPINAT-QUESADILLA

MIT PIKANTER SALSA

ZUBEREITUNGSZEIT CA. 20 MINUTEN

FÜR DIE SALSA:
3 Fleischtomaten
1 Frühlingszwiebel
1 Stange Staudensellerie
1 Knoblauchzehe
½ rote Chilischote
Saft und abgeriebene Schale
   von 2 Bio-Limetten
5 EL Olivenöl

Salz • Pfeffer aus der Mühle
Zucker
1 Bund Koriander

FÜR DIE QUESADILLA:
1 Zwiebel
1 Knoblauchzehe
½ rote Chilischote
220 g junger Blattspinat

160 g Cheddar (am Stück)
3 EL Olivenöl
Salz • Pfeffer aus der Mühle
4 Tortillafladen

AUSSERDEM:
120 g Crème fraîche

• Für die Salsa die Tomaten kreuzweise einritzen, überbrühen, häuten, vierteln und entkernen. Das Fruchtfleisch in ½ cm große Würfel schneiden. Frühlingszwiebel und Sellerie putzen, waschen und in feine Ringe bzw. auch in ½ cm große Würfel schneiden. Knoblauch schälen und fein hacken. Chili längs halbieren, entkernen, waschen und in feine Würfel schneiden.

• Alle geschnittenen Zutaten in eine Schüssel geben. Limettensaft und -schale sowie Olivenöl dazugeben. Das Kerngehäuse der Tomaten über der Salsa ausdrücken und die Salsa mit Salz, Pfeffer und 1 Prise Zucker würzen. Den Koriander waschen und trocken schütteln, die Blätter abzupfen, grob hacken und untermischen.

• Für die Quesadilla die Zwiebel und den Knoblauch schälen und in feine Würfel schneiden. Die Chili längs halbieren, entkernen, waschen und in feine Würfel schneiden. Den Spinat verlesen, waschen und trocken schleudern. Den Käse fein reiben.

• In einer Pfanne in 1 EL Olivenöl zuerst die Zwiebel glasig dünsten, dann den Knoblauch und die Chili dazugeben und kurz mitbraten.

• Den Spinat hinzufügen, mit etwas Salz würzen und zusammenfallen lassen. Spinatmischung kräftig mit Salz und Pfeffer abschmecken und in einem Sieb kurz abtropfen lassen.

• Zwei Tortillafladen auf die Arbeitsfläche legen, jeweils mit etwas Käse bestreuen, die Spinatmischung darauf verteilen und mit dem restlichen Cheddar bestreuen. Mit den übrigen Tortillafladen belegen.

• In einer Pfanne 1 EL Olivenöl auf mittlerer Temperatur erhitzen. Eine Quesadilla mit einem Pfannenwender vorsichtig in die Pfanne heben und so lange rösten, bis der Käse anfängt zu schmelzen und die Unterseite des Fladens goldbraun wird. Wenden und auch auf der anderen Seite goldbraun rösten. Herausnehmen und die zweite Quesadilla im restlichen Olivenöl ebenfalls braten.

• Die Quesadillas auf einem Holzbrett wie eine Torte in Spalten schneiden, mit der Salsa und der Crème fraîche servieren.

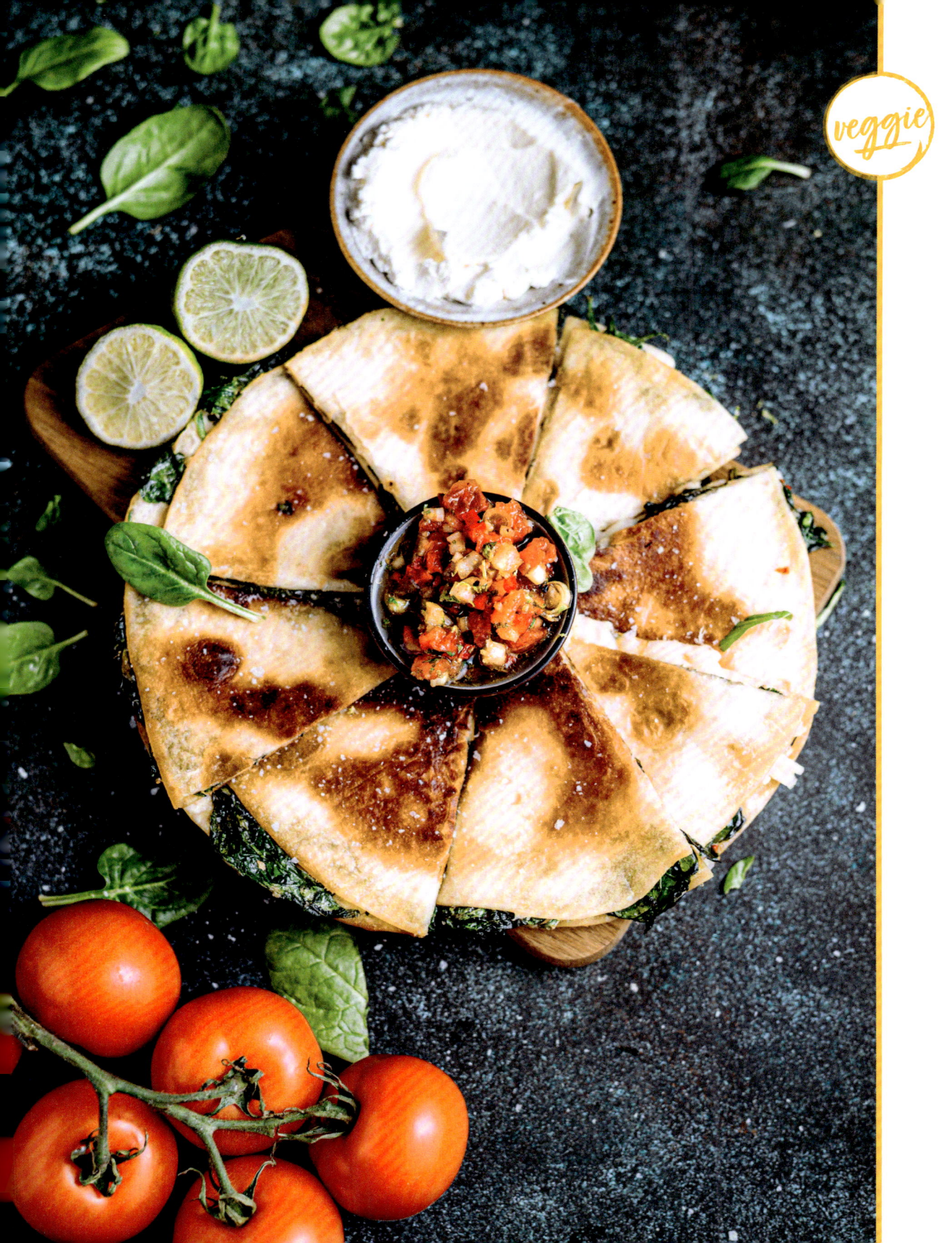

GLASIERTER ZUCKERMAIS

MIT MARINIERTEM FETA

4 PERSONEN

Pro Person: 370 kcal,
8 g EW, 30 g F, 16 g KH

ZUBEREITUNGSZEIT CA. 20 MINUTEN

---

4 frische Maiskolben
Salz
5 EL Olivenöl
4 Zweige Thymian
50 g Butter
½ TL Paprikapulver (edelsüß)
1 Bund Petersilie

1 rote Zwiebel
½ TL getrocknete Chiliflocken
100 g Feta (Schafskäse)
etwas Zitronensaft
Pfeffer aus der Mühle

• Die Maiskolben schälen und in reichlich Salzwasser etwa 5 Minuten kochen, bis sie richtig gelb sind. Herausnehmen und abtropfen lassen.

• Den Mais mit 1 EL Olivenöl und Salz einreiben und in einer (Grill-)Pfanne rundum so lange rösten, bis er goldbraun ist.

• Den Thymian waschen, trocken tupfen und die Blätter abzupfen. Die Butter schmelzen und mit dem Thymian und dem Paprikapulver mischen. Die Maiskolben auf einer Platte anrichten und mit der Gewürzbutter reichlich einpinseln.

• Die Petersilie waschen und trocken schütteln, die Blätter abzupfen und grob hacken. Die Zwiebel schälen und in feine Streifen schneiden.

• Beides mit den Chiliflocken in eine Schüssel geben und den Feta fein dazubröckeln. Mit dem Zitronensaft und dem übrigen Olivenöl marinieren und mit Pfeffer würzen. Den marinierten Feta großzügig über die Maiskolben verteilen.

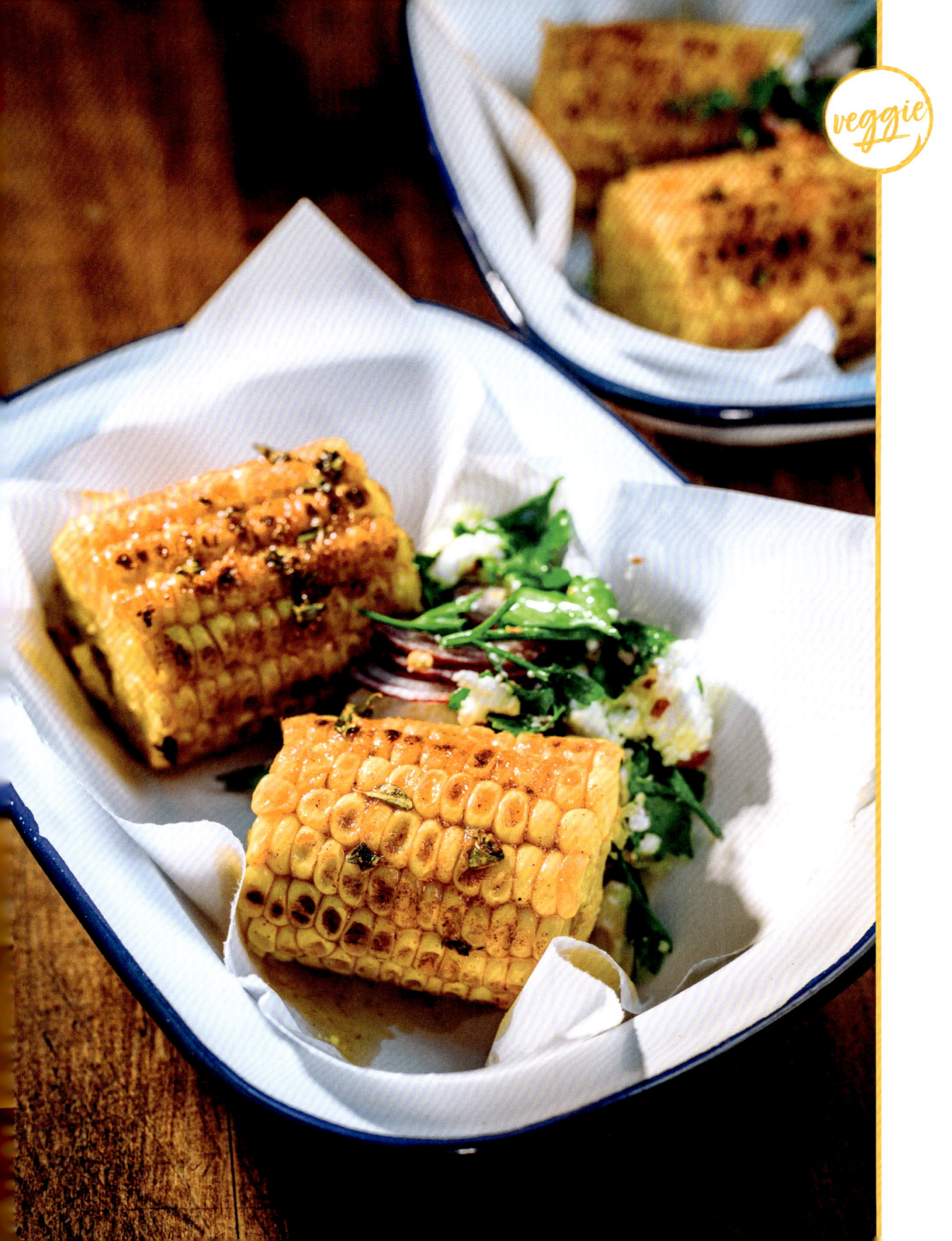

veggie

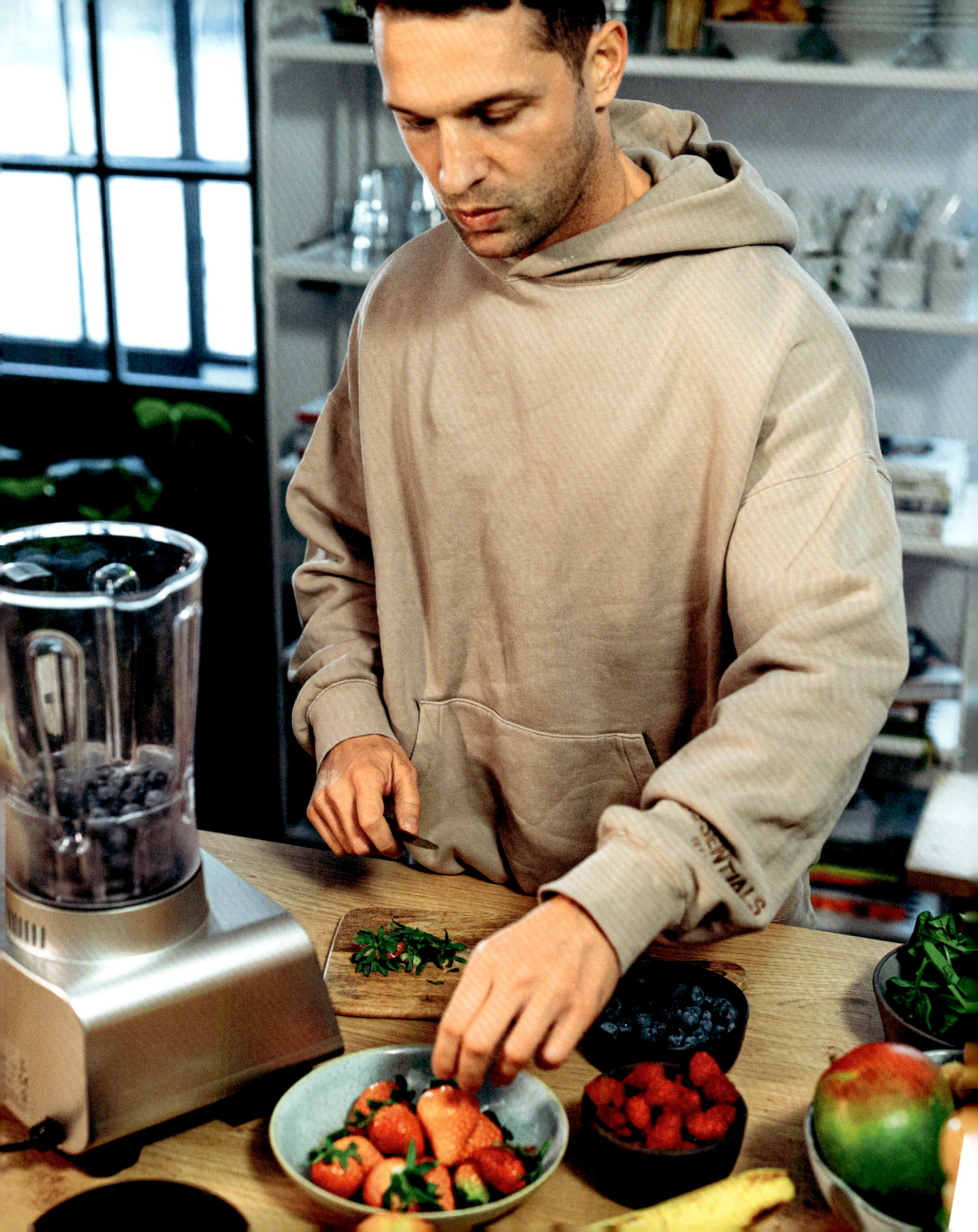

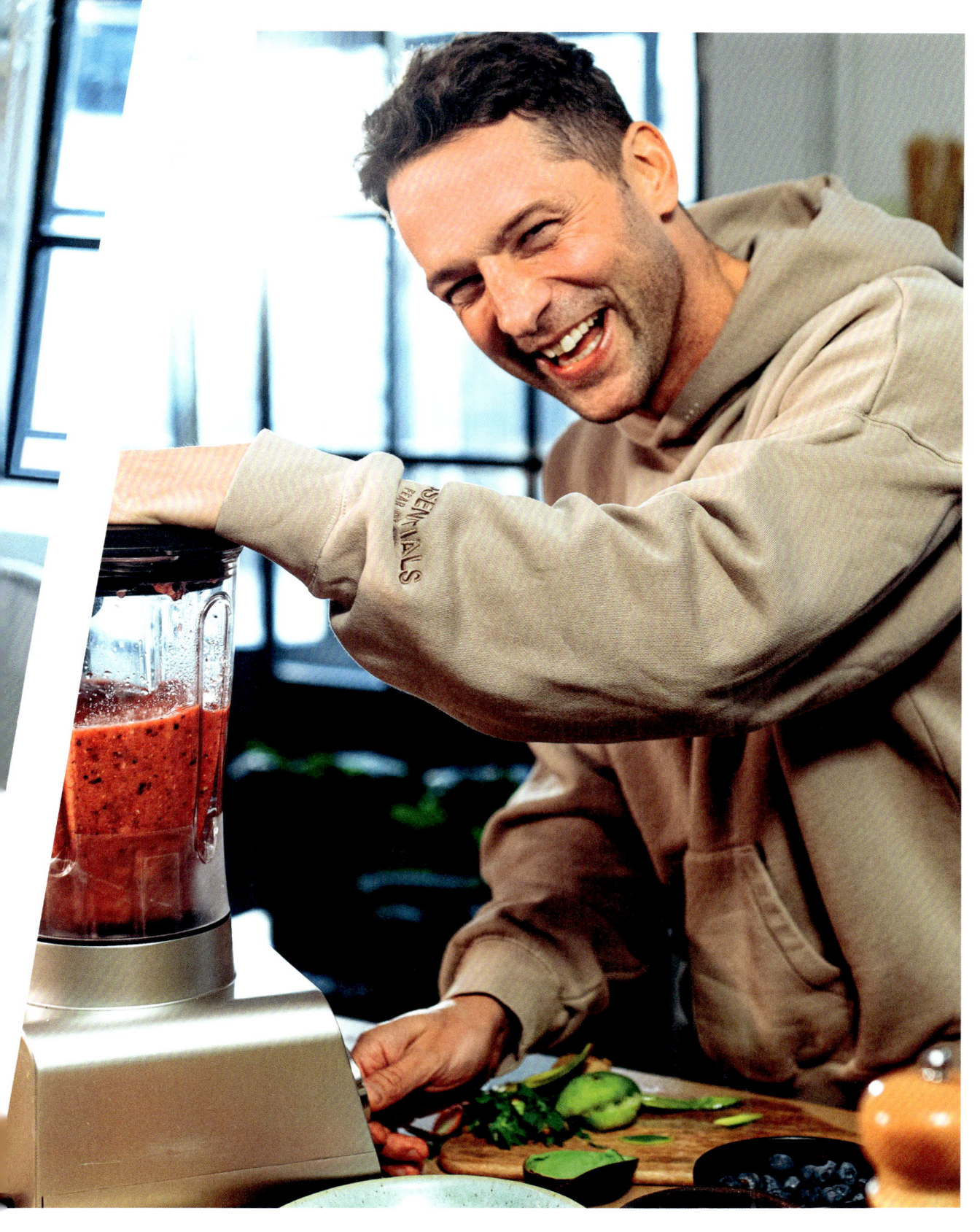

COCO RICO

½ LITER

Pro ¼ Liter: 220 kcal,
4 g EW, 15 g F, 15 g KH

ZUBEREITUNGSZEIT CA. 5 MINUTEN

1 Banane
125 g junger Blattspinat
125 g Heidelbeeren
½ TL geriebener Ingwer
125 ml Kokosmilch

- Banane schälen. Spinat verlesen und waschen. Heidelbeeren waschen.

- Obst und Spinat mit Ingwer und Kokosmilch im Mixer zu einem Smoothie pürieren.

RUBY, RUBY, RUBY JUICE

½ LITER

Pro ¼ Liter: 190 kcal,
2 g EW, 0 g F, 39 g KH

ZUBEREITUNGSZEIT CA. 5 MINUTEN

3 Äpfel
2 Möhren
1 gekochte Rote Bete
½ TL geriebener Ingwer
Saft von 1 Zitrone

- Die Äpfel und Möhren im Entsafter entsaften. Rote Bete grob schneiden.

- Apfel-Möhren-Saft mit Roter Bete, Ingwer und Zitronensaft im Mixer zu einem Smoothie mixen.

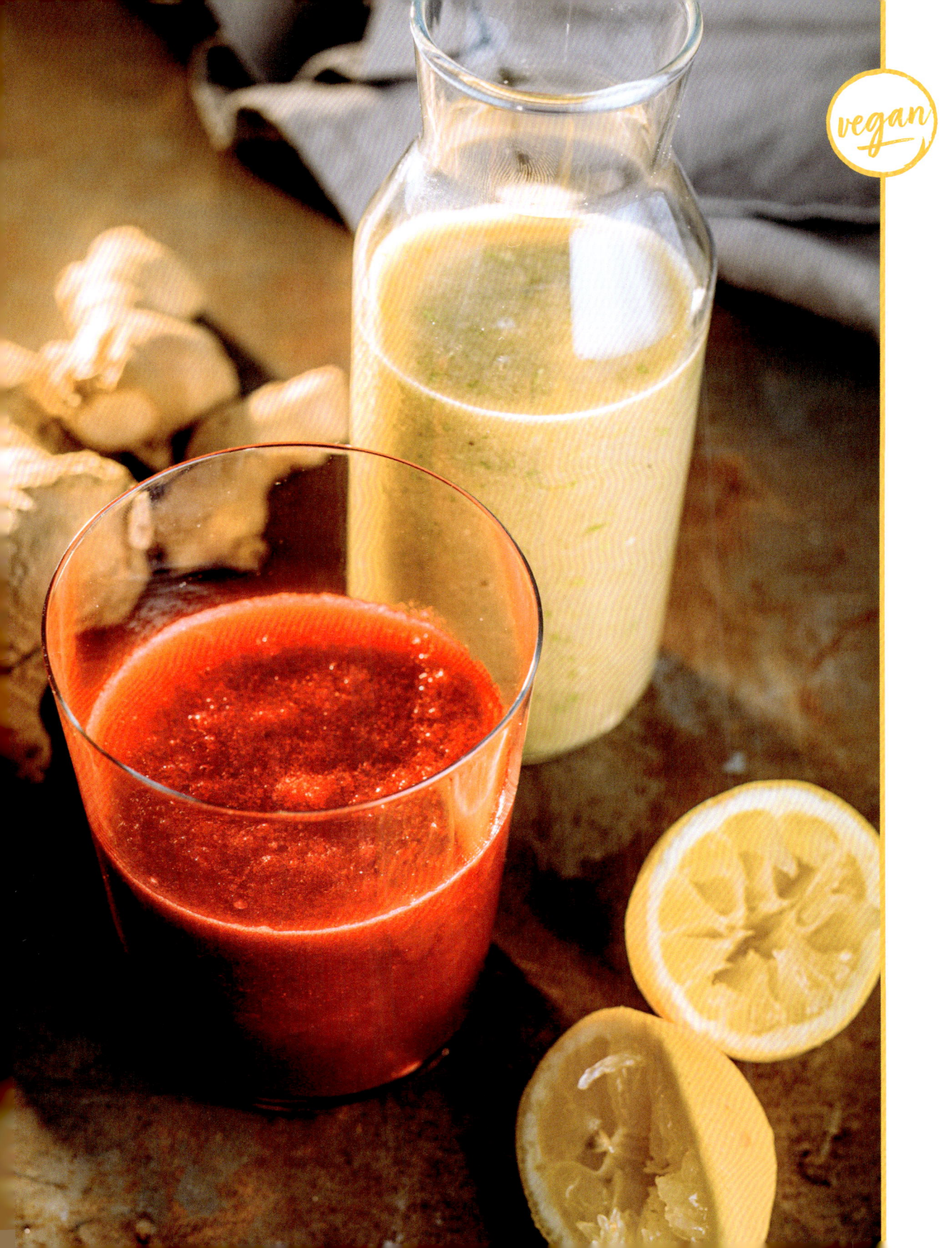

POPEYE GREEN SMOOTHIE

½ LITER

Pro ¼ Liter: 80 kcal,
1 g EW, 1 g F, 16 g KH

ZUBEREITUNGSZEIT CA. 5 MINUTEN

1 Banane
125 g Mango
½ Salatgurke (je nach Größe
auch nur ⅓)
3 Blätter Römersalat
125 ml Kokosnusswasser

- Banane und Mango schälen, Gurke und Salat waschen und trocken tupfen.

- Alle Zutaten grob schneiden und im Mixer zu einem Smoothie mixen.

BERRY ME

½ LITER

Pro ¼ Liter: 350 kcal,
4 g EW, 23 g F, 29 g KH

ZUBEREITUNGSZEIT CA. 5 MINUTEN

300 g gemischte Beeren
(z.B. Erdbeeren, Brombeeren, Heidelbeeren)
2 Bananen
200 ml Kokosmilch
(oder Mandeldrink)
1 EL Honig

- Die Beeren waschen, Erdbeeren putzen. Bananen schälen.

- Alles mit der Kokosmilch und dem Honig im Mixer zu einem Smoothie pürieren.

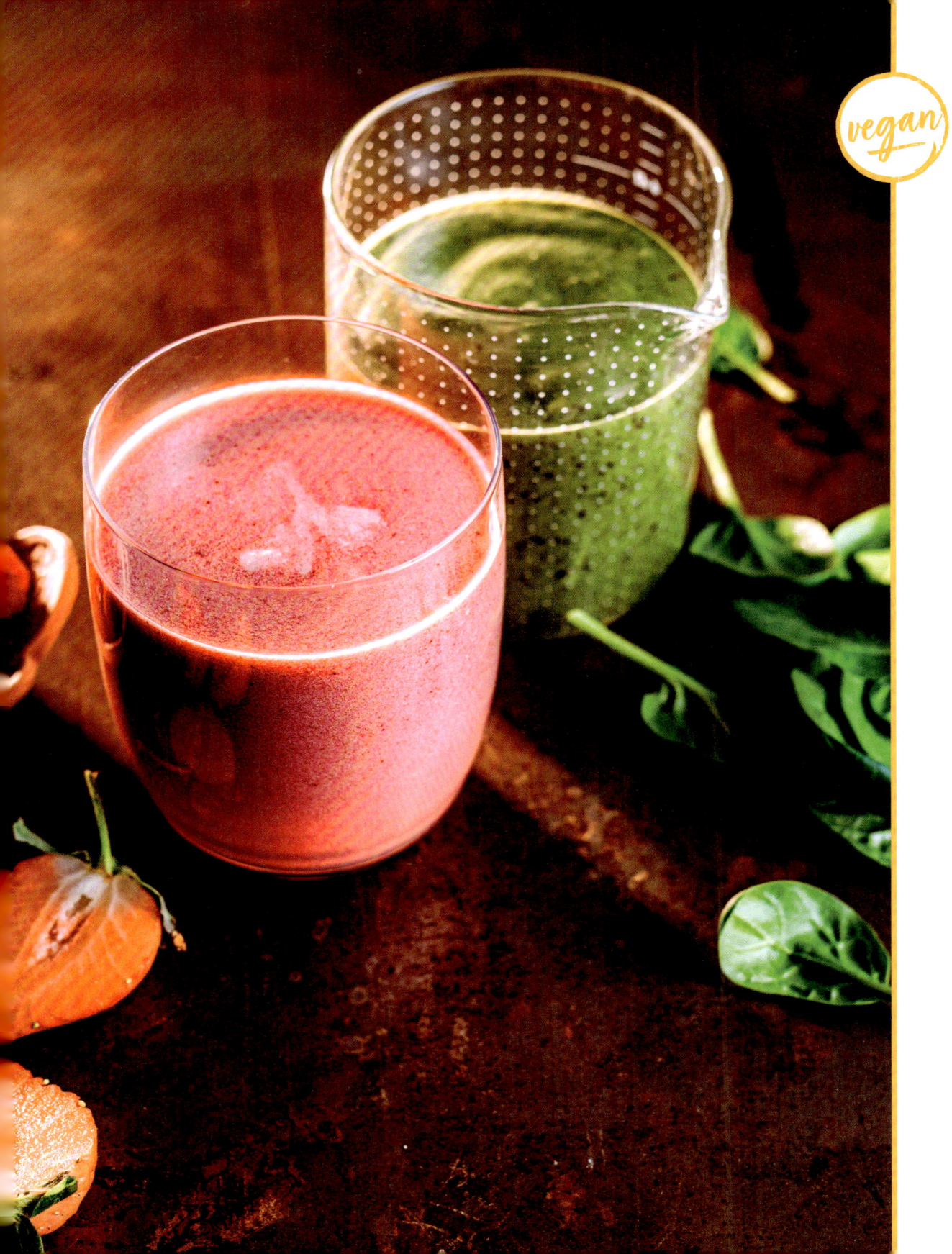

vegan

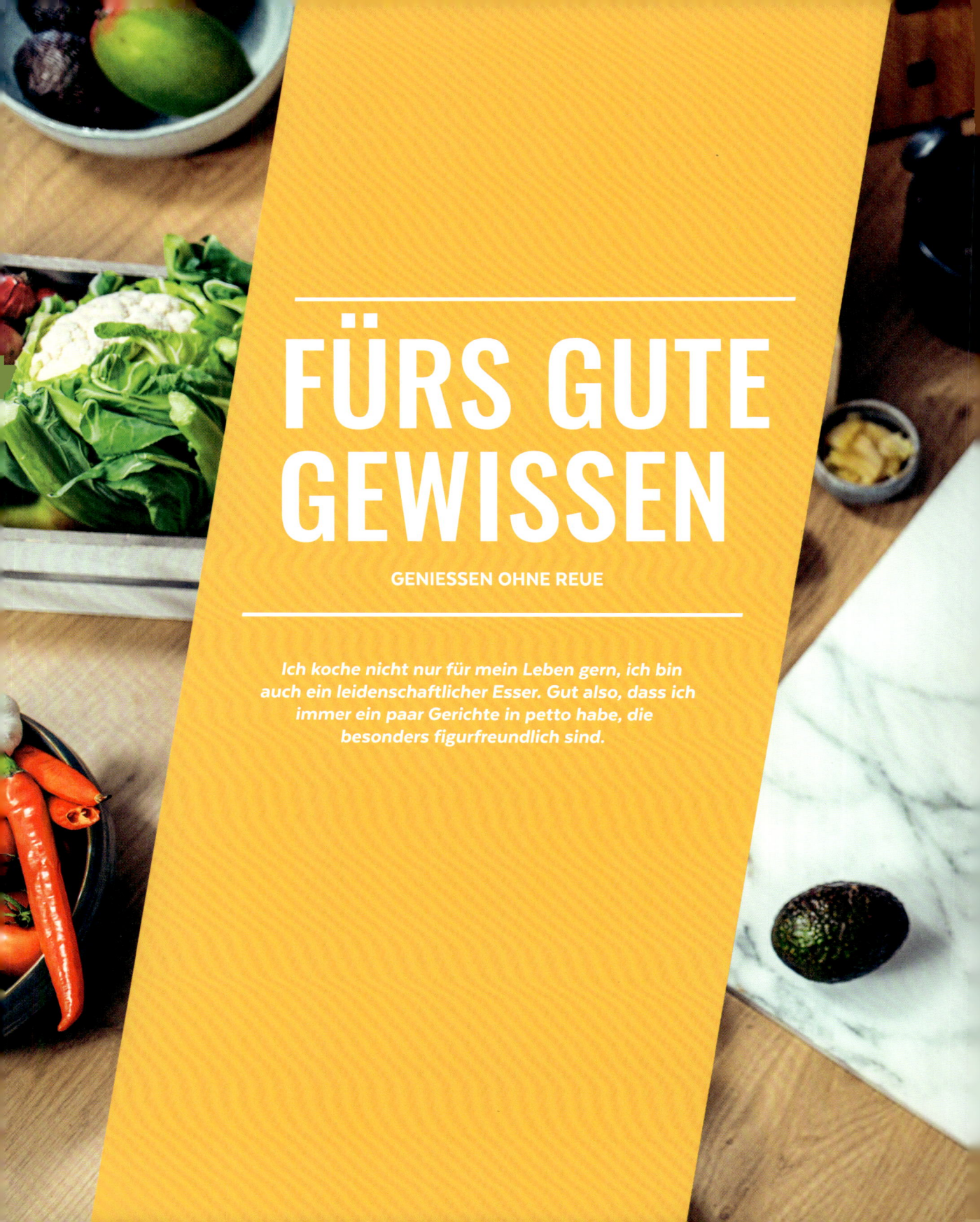

FÜRS GUTE GEWISSEN

GENIESSEN OHNE REUE

*Ich koche nicht nur für mein Leben gern, ich bin
auch ein leidenschaftlicher Esser. Gut also, dass ich
immer ein paar Gerichte in petto habe, die
besonders figurfreundlich sind.*

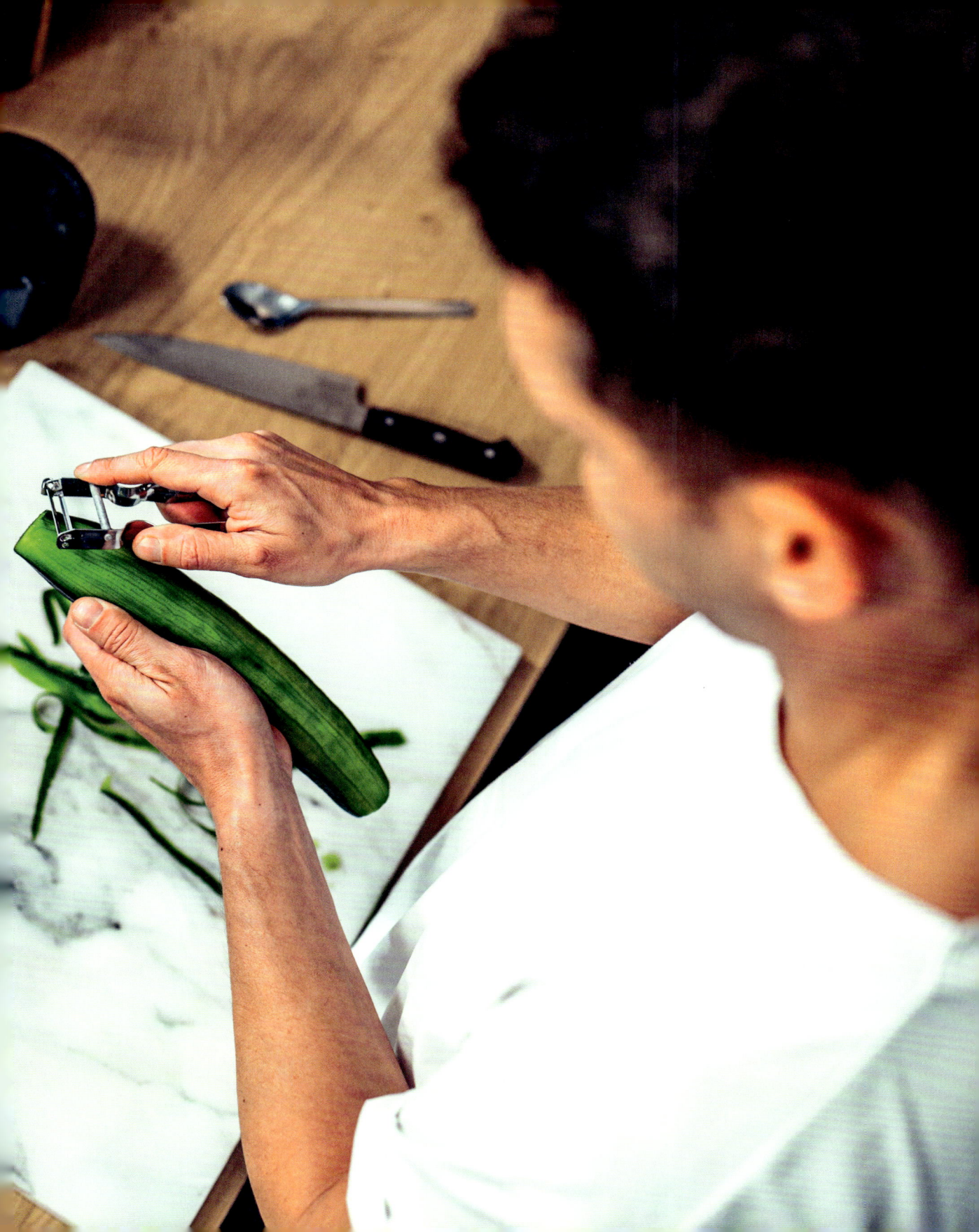

MINESTRONE

4 PERSONEN

**Pro Person: 370 kcal,
19 g EW, 17 g F, 32 g KH**

ZUBEREITUNGSZEIT CA. 20 MINUTEN · GARZEIT CA. 40 MINUTEN

2 Möhren
½ Lauchstange
2 Stangen Staudensellerie
1 Zucchini
½ Bund Thymian
3 EL Olivenöl

1½ l Gemüsefond
400 g gehackte Tomaten
(aus der Dose)
Salz • Pfeffer aus der Mühle
400 g Cannellini-Bohnen
(aus der Dose)

50 g Suppennudeln
1 Bund Basilikum
ca. 100 g Parmesan (am Stück)

• Die Möhren putzen, schälen und in kleine Würfel schneiden. Den Lauch, den Sellerie und die Zucchini putzen und waschen. Lauch in Ringe, Sellerie und Zucchini in dünne Scheiben schneiden. Thymian waschen und trocken schütteln, die Blätter abzupfen.

• Das Olivenöl in einem großen Topf erhitzen und das Gemüse darin anbraten. Die Hitze etwas reduzieren und das Gemüse einige Minuten weitergaren.

• Den Fond sowie die Tomaten dazugießen, mit Thymian, Salz und Pfeffer würzen und die Suppe bei schwacher Hitze mindestens 30 Minuten köcheln lassen.

• Die Bohnen in einem Sieb abtropfen lassen und mit den Nudeln zur Suppe geben. Alles weitere 10 Minuten köcheln. Die Minestrone noch einmal mit Salz und Pfeffer abschmecken.

• Basilikum waschen und trocken schütteln, die Blätter abzupfen und fein hacken. Den Parmesan in Späne hobeln. Minestrone mit Basilikum und Parmesan bestreut servieren.

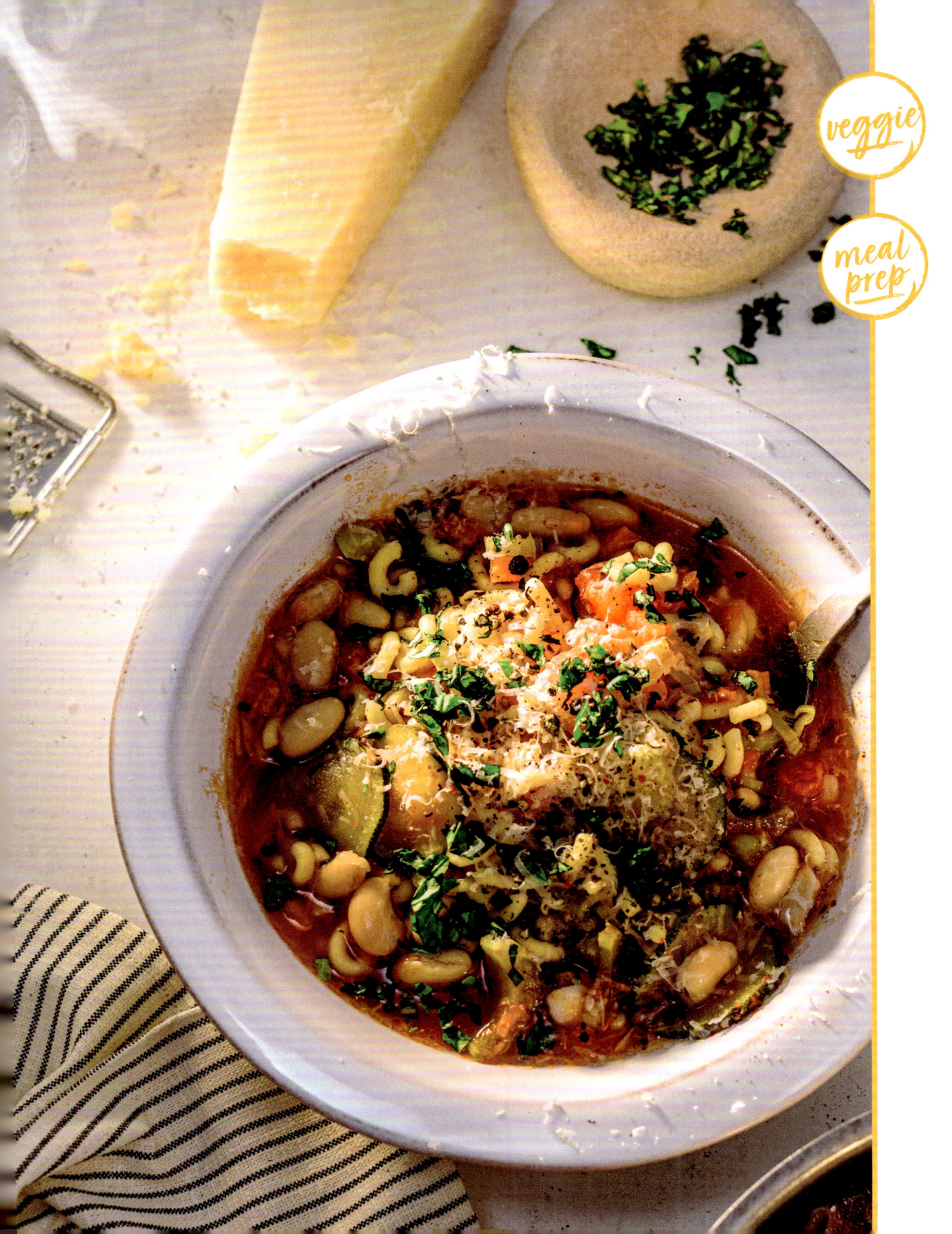

REISNUDEL-PHO

MIT HUHN, SHIITAKE UND PAK CHOI

6 PERSONEN

Pro Person: 693 kcal,
40 g EW, 17 g F, 93 g KH

ZUBEREITUNGSZEIT CA. 30 MINUTEN · GARZEIT CA. 2½ STUNDEN

1 küchenfertiges Huhn
(ca. 1½ kg)
600 g Reisnudeln
1 Zimtrinde
2 TL Korianderkörner
2 TL Fenchelsamen
3 Sternanise
1 große Zwiebel

50 g Ingwer
50 g Shiitakepilze
2 Pak Choi
1 Bund Frühlingszwiebeln
1 Bund Koriander
1 Bund Thai-Basilikum
2 Bio-Limetten
1–2 rote Chilischoten

150 g Sojasprossen oder
Mungobohnensprossen
4 EL Fischsauce
1 TL Zucker
Salz · Pfeffer aus der Mühle
Srirachasauce
2 EL Hoisinsauce
Limettensaft

• Das Huhn innen und außen gut waschen. In einem großen Topf etwa 3 l Wasser zum Kochen bringen. Das Huhn ins Wasser geben, kurz aufkochen und dann bei geschlossenem Deckel je nach Größe bei schwacher Hitze etwa 45 Minuten köcheln lassen. Wichtig dabei ist, den entstandenen Schaum immer wieder abzuschöpfen und die Brühe nur simmern zu lassen, damit diese möglichst klar bleibt.

• In der Zwischenzeit die Reisnudeln nach Packungsanweisung in warmem Wasser einweichen, in ein Sieb abgießen und kalt abspülen, damit sie nicht zusammenkleben.

• Die ganzen Gewürze in einer Pfanne ohne Fett langsam anrösten und in die Suppe geben. Die Zwiebel mit der Schale halbieren, den Ingwer waschen und ebenfalls einmal der Länge nach halbieren. Die Zwiebelhälften auf den Schnittflächen in der Pfanne ohne Fett anrösten, bis sie schwarz sind, dann den Ingwer auf den Schnittflächen rösten, bis sie Farbe bekommen.

• Das Huhn aus dem Topf nehmen, das Fleisch vom Knochen lösen, in mundgerechte Stücke schneiden und beiseitestellen. Die Karkasse und die Knochen wieder zurück in den Topf geben, erneut aufkochen und bei schwacher Temperatur simmern lassen.

• Nun die Zwiebel und den Ingwer dazugeben und die Brühe weitere 1½ Stunden leicht köcheln lassen.

• Inzwischen Shiitakepilze putzen, Pak Choi in einzelne Blätter teilen, waschen, trocken schleudern und grob schneiden. Frühlingszwiebeln putzen, waschen und in feine Ringe schneiden. Kräuter waschen, trocken schütteln und grob zerteilen. Limetten waschen und achteln. Chilis entkernen, waschen und in feine Ringe schneiden. Sprossen heiß waschen. Frühlingszwiebeln, Kräuter, Limetten, Chiliringe und Sprossen auf einem flachen Teller anrichten.

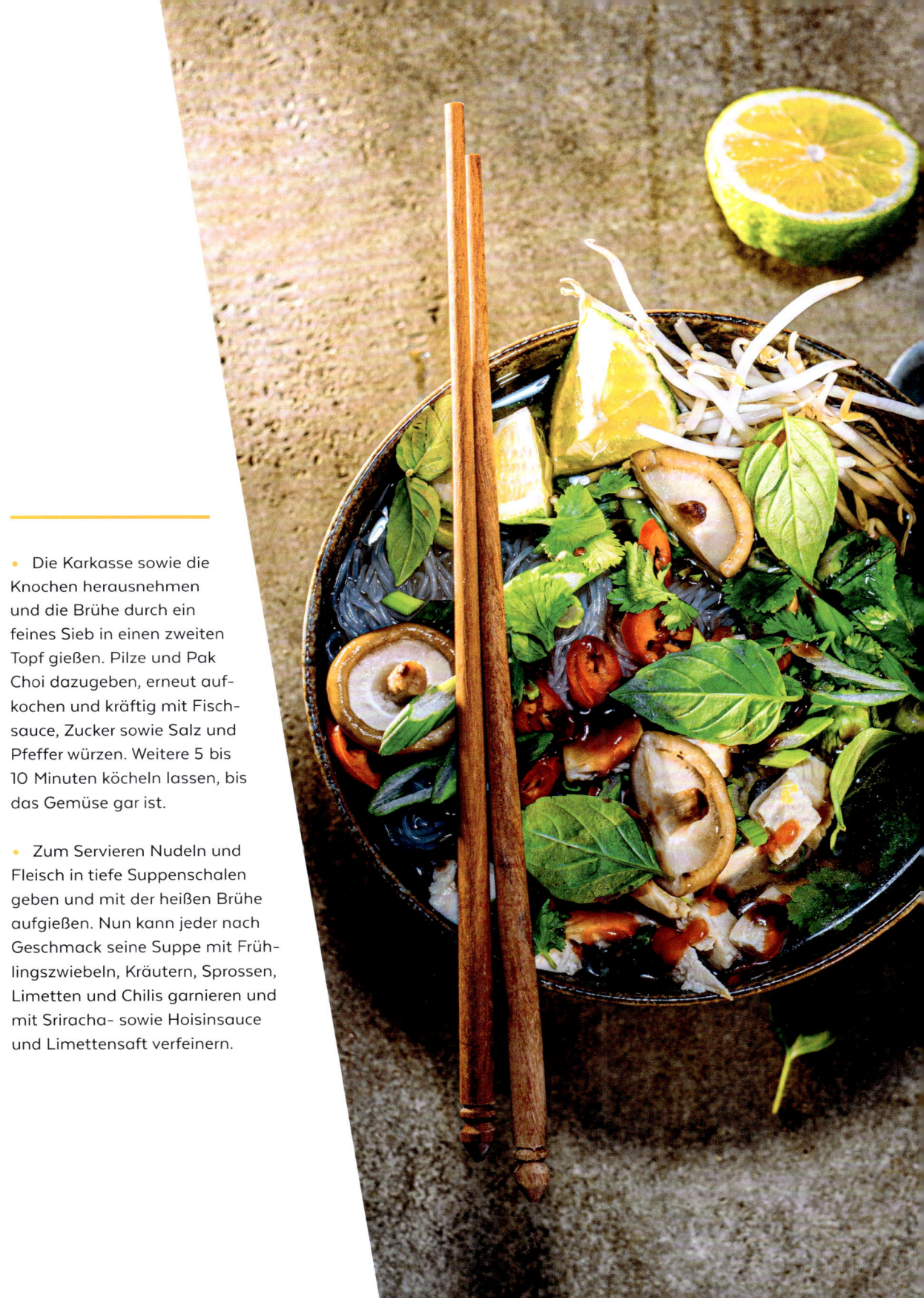

- Die Karkasse sowie die Knochen herausnehmen und die Brühe durch ein feines Sieb in einen zweiten Topf gießen. Pilze und Pak Choi dazugeben, erneut aufkochen und kräftig mit Fischsauce, Zucker sowie Salz und Pfeffer würzen. Weitere 5 bis 10 Minuten köcheln lassen, bis das Gemüse gar ist.

- Zum Servieren Nudeln und Fleisch in tiefe Suppenschalen geben und mit der heißen Brühe aufgießen. Nun kann jeder nach Geschmack seine Suppe mit Frühlingszwiebeln, Kräutern, Sprossen, Limetten und Chilis garnieren und mit Sriracha- sowie Hoisinsauce und Limettensaft verfeinern.

MEDITERRANER EINTOPF

MIT ARTISCHOCKEN UND BOHNEN

4 PERSONEN

Pro Person: 620 kcal,
15 g EW, 35 g F, 52 g KH

ZUBEREITUNGSZEIT CA. 40 MINUTEN

FÜR DEN EINTOPF:

3 rote Paprikaschoten
1 gelbe Paprikaschote
200 g Artischockenherzen
   (in Öl)
2 Zwiebeln
3 Knoblauchzehen
1 rote Chilischote
Olivenöl

1 TL Tomatenmark
1 TL Paprikapulver (edelsüß)
400 g Tomaten (aus der Dose)
¼ l Gemüsefond
150 g Oliven (ohne Stein)
Salz • Pfeffer aus der Mühle
250 g große weiße Bohnen
   (aus der Dose)
1 Bund Basilikum

FÜR DAS KNOBLAUCHBROT:

250 g Ciabatta
1 EL Olivenöl
1 Knoblauchzehe

- Für den Eintopf den Backofengrill auf 200 °C vorheizen.

- Die Paprikaschoten längs halbieren, entkernen, waschen und auf ein mit Backpapier ausgelegtes Backblech legen. Im Ofen auf der mittleren Schiene etwa 5 Minuten grillen. Die Haut der Paprika soll schwarz werden und Blasen werfen. Paprika aus dem Ofen nehmen, kurz abkühlen lassen, häuten und in Stücke schneiden.

- Die Artischockenherzen in einem Sieb abtropfen lassen und ebenfalls auf einem mit Backpapier ausgelegten Backblech 2 bis 3 Minuten grillen. Aus dem Ofen nehmen.

- Die Zwiebeln und den Knoblauch schälen und in feine Würfel schneiden. Die Chili längs halbieren, entkernen, waschen und ebenfalls in feine Würfel schneiden. 1 EL Olivenöl in einem Topf erhitzen und Zwiebeln, Knoblauch sowie Chili kurz darin andünsten.

- Die Hitze reduzieren, das Tomatenmark dazugeben und kurz mitrösten. Dann das

Paprikapulver dazugeben und ebenfalls kurz mitrösten. Die Tomaten mit dem Stabmixer kurz mixen und hinzufügen.

- Mit dem Gemüsefond aufgießen, die Oliven dazugeben und alles etwa 15 Minuten einköcheln lassen. Mit Salz und Pfeffer würzen und die abgetropften Bohnen dazugeben. Dann die Artischocken und Paprikastücke in den Eintopf geben und weitere 5 bis 10 Minuten köcheln lassen.

- In der Zwischenzeit für das Knoblauchbrot das Ciabatta in etwa 1½ cm dicke Scheiben schneiden, mit Olivenöl beträufeln und mit der halbierten Knoblauchzehe einreiben. Unter dem Backofengrill auf der mittleren Schiene 3 bis 5 Minuten knusprig rösten.

- Basilikum waschen und trocken schütteln, die Blätter abzupfen und grob hacken. Den Eintopf noch mal kräftig mit Salz und Pfeffer würzen, mit Basilikum und Olivenöl abschmecken und mit dem Knoblauchbrot servieren.

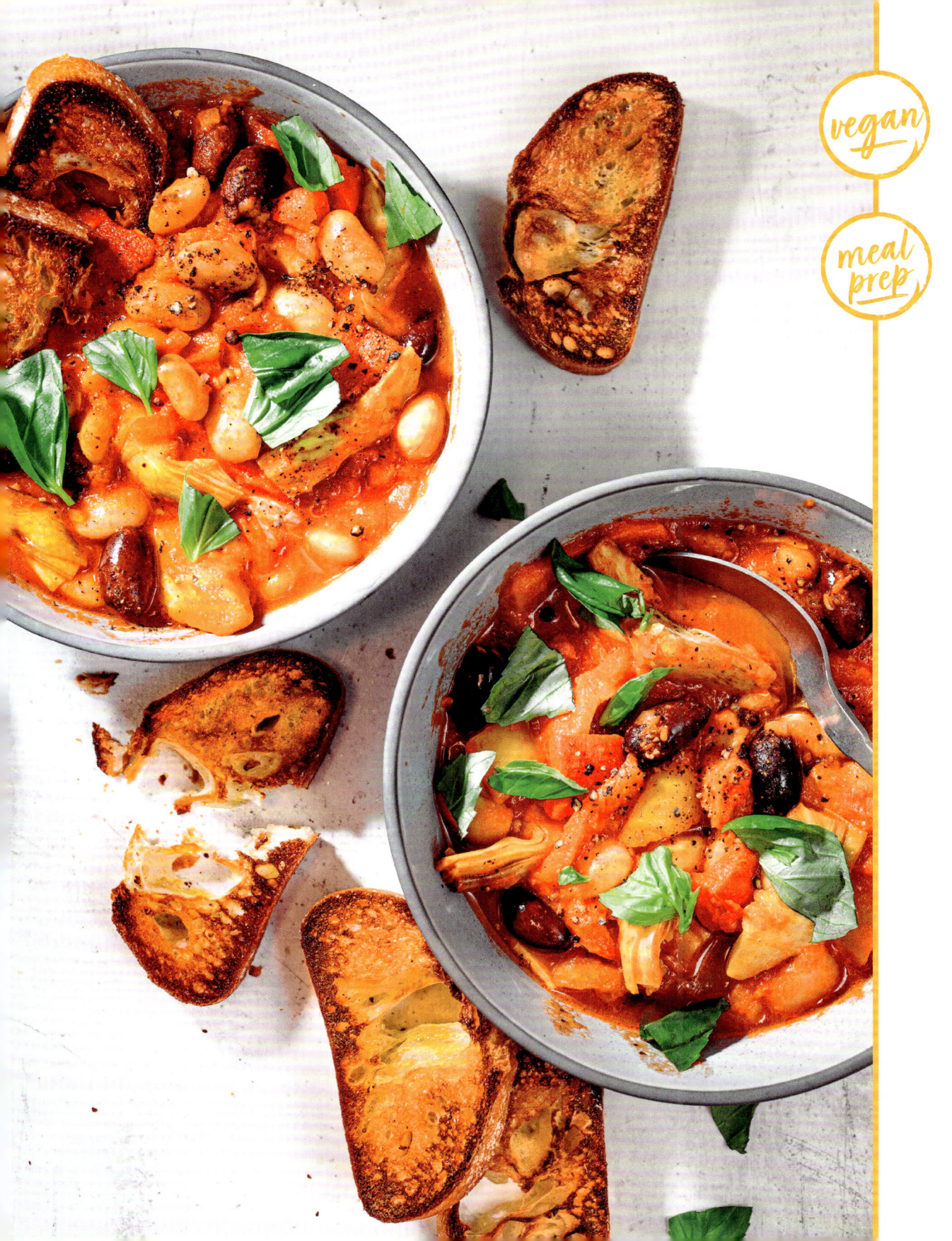

BLUMENKOHL-COUSCOUS

MIT FEIGEN UND KERNE-MIX

2 PERSONEN

Pro Person: 720 kcal,
32 g EW, 46 g F, 35 g KH

ZUBEREITUNGSZEIT CA. 20 MINUTEN

1 Blumenkohl
1 Zwiebel
2 Knoblauchzehen
½ rote Chilischote
2 getrocknete Feigen
½ Bund Petersilie

½ Bund Minze
1 Granatapfel
40 g Kürbiskerne
20 g Sonnenblumenkerne
20 g Pinienkerne
1 EL helle Sesamsamen

2 EL Olivenöl
Salz • Pfeffer aus der Mühle
Saft von 1 Zitrone
100 g Feta (Schafskäse;
  zerbröckelt)

• Blumenkohl vom Strunk befreien, waschen und in grobe Röschen zerteilen. Im Mixer mit grobem Aufsatz mixen, bis er wie Couscous aussieht.

• Die Zwiebel und den Knoblauch schälen, die Chili längs halbieren, entkernen und waschen. Alles in feine Würfel schneiden.

• Die Feigen klein schneiden. Die Kräuter waschen und trocken schütteln, die Blätter abzupfen und grob hacken. Den Granatapfel halbieren und die Kerne herauslösen.

• Kürbis-, Sonnenblumen- und Pinienkerne mit dem Sesam in einer Pfanne ohne Fett kurz rösten und dann auf einem Teller beiseitestellen.

• Olivenöl in der Pfanne bei mittlerer Temperatur erhitzen. Zwiebel, Knoblauch und Chili darin andünsten. Temperatur erhöhen, den Blumenkohl-Couscous dazugeben und etwa 2 Minuten braten, sodass er Röstaromen bekommt.

• Den Blumenkohl-Couscous mit Salz, Pfeffer und Zitronensaft würzen und auf zwei Tellern anrichten. Feigen, geröstete Kerne und Sesam sowie die Granatapfelkerne darauf anrichten und den Blumenkohl-Couscous mit Kräutern und Feta bestreuen.

▶ **Für eine vegane Variante lässt du einfach den Feta weg.**

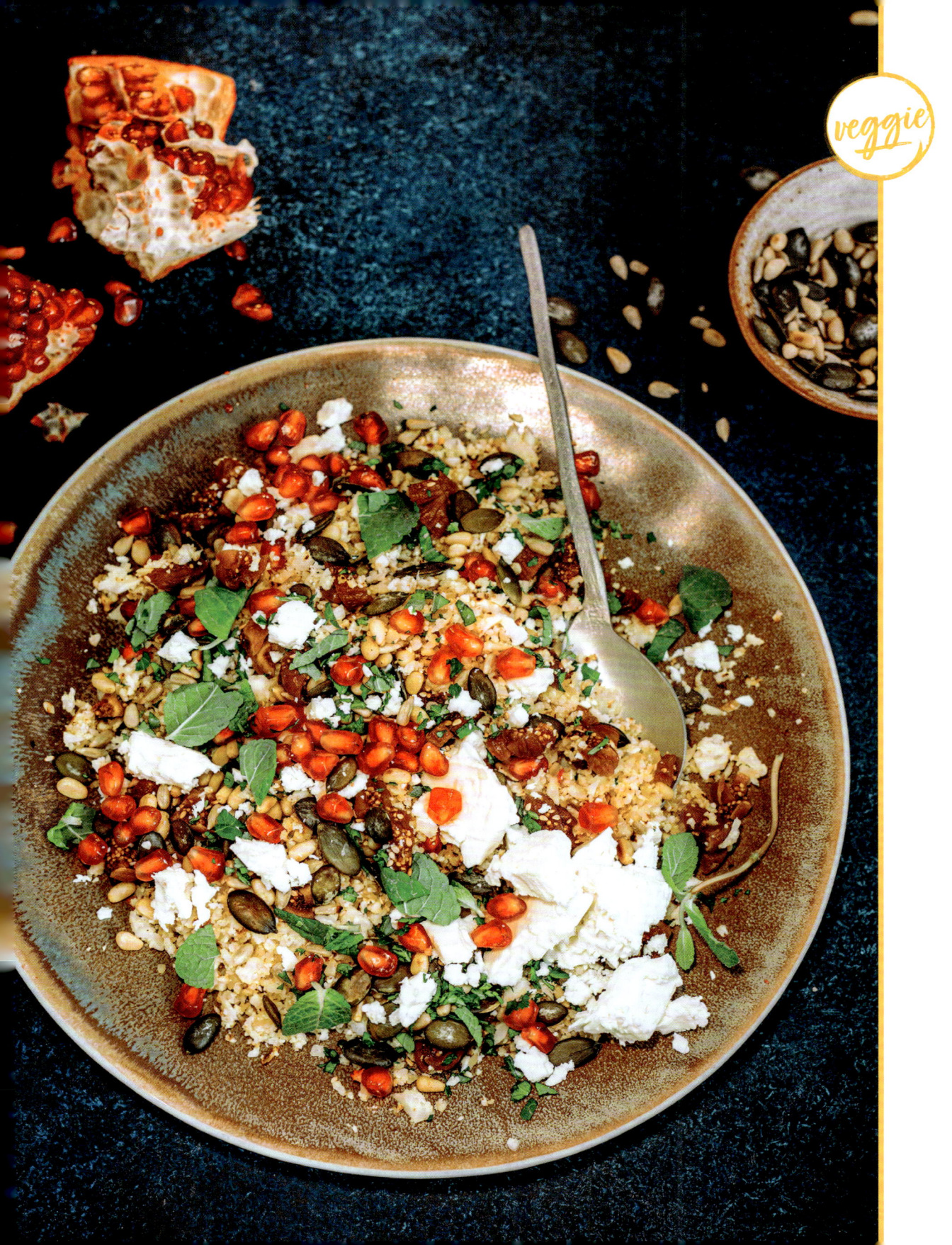

SÜSSKARTOFFELPIZZA

MIT GEPFEFFERTEM RICOTTA UND BRESAOLA

2 PERSONEN

Gesamt: 795 kcal,
41 g EW, 23 g F, 97 g KH

ZUBEREITUNGSZEIT CA. 15 MINUTEN · BACKZEIT CA. 30 MINUTEN

3 mittelgroße Süßkartoffeln
3 Eier
6 EL geschrotete Haferflocken
Salz
7 EL Tomatensauce (siehe
  Grundrezept S. 70)

Pfeffer aus der Mühle
100 g Cocktailtomaten
100 g Rucola
90 g Ricotta
100 g Bresaola

• Den Backofen auf 200 °C (Umluft) vorheizen. Ein Backblech mit Backpapier auslegen.

• Die Süßkartoffeln schälen und in kleine Stücke schneiden. Mit den Eiern, den Haferflocken und etwas Salz zu einer homogenen Masse pürieren und diese auf dem Backblech etwa ½ cm dick aufstreichen. Den Pizzaboden im Ofen etwa 15 Minuten backen.

• Herausnehmen und mit der Tomatensauce bestreichen, mit Salz und Pfeffer würzen und nochmals etwa 15 Minuten backen.

• Inzwischen die Tomaten waschen und nach Belieben halbieren. Den Rucola verlesen, waschen, trocken schleudern und grobe Stiele entfernen. Ricotta mit Pfeffer verrühren.

• Die Pizza aus dem Ofen nehmen und mit den Cocktailtomaten belegen. Den Ricotta mit einem Teelöffel in kleine Portionen auf der Pizza verteilen, zuletzt den Bresaola und den Rucola darauf anrichten.

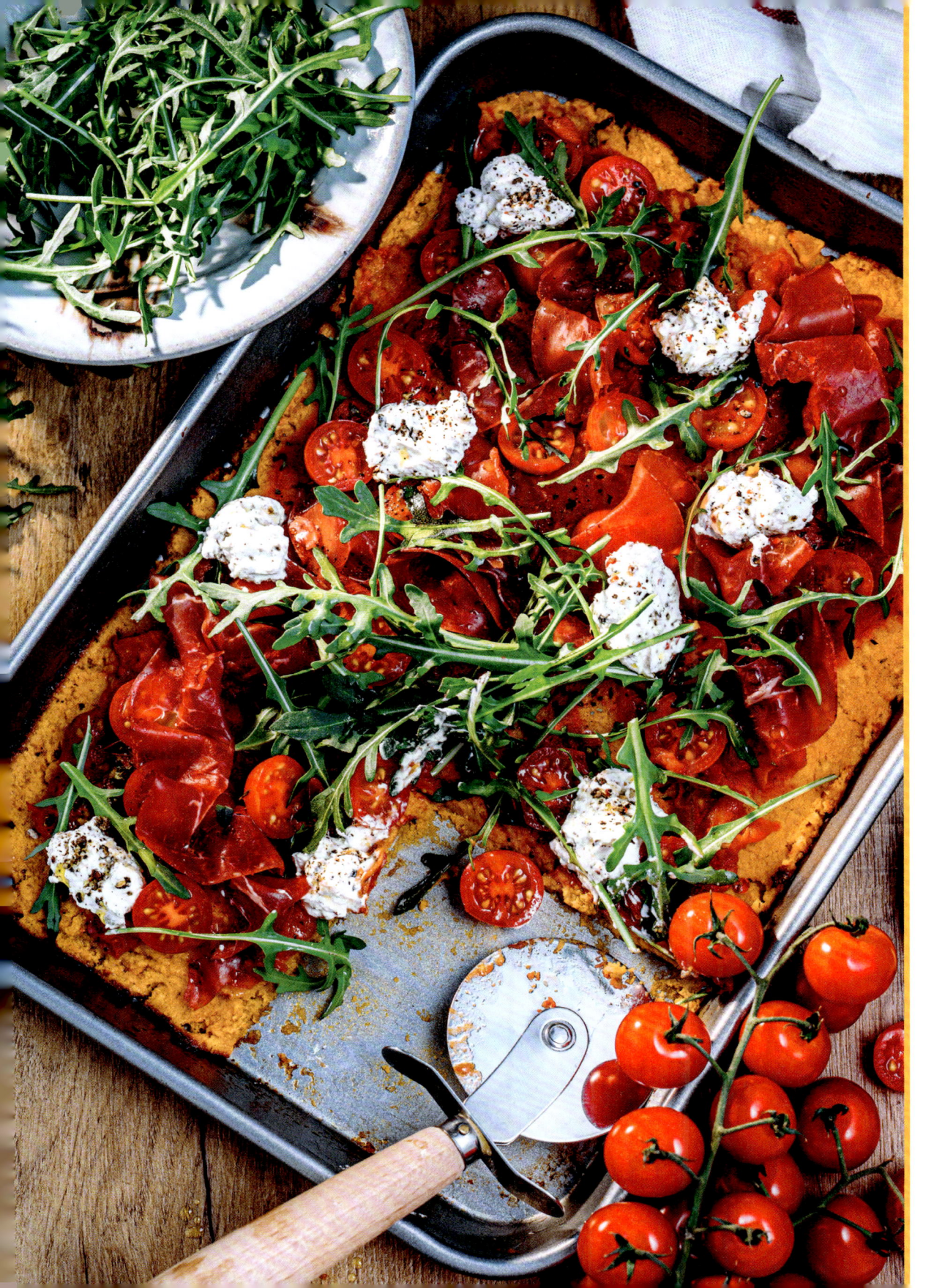

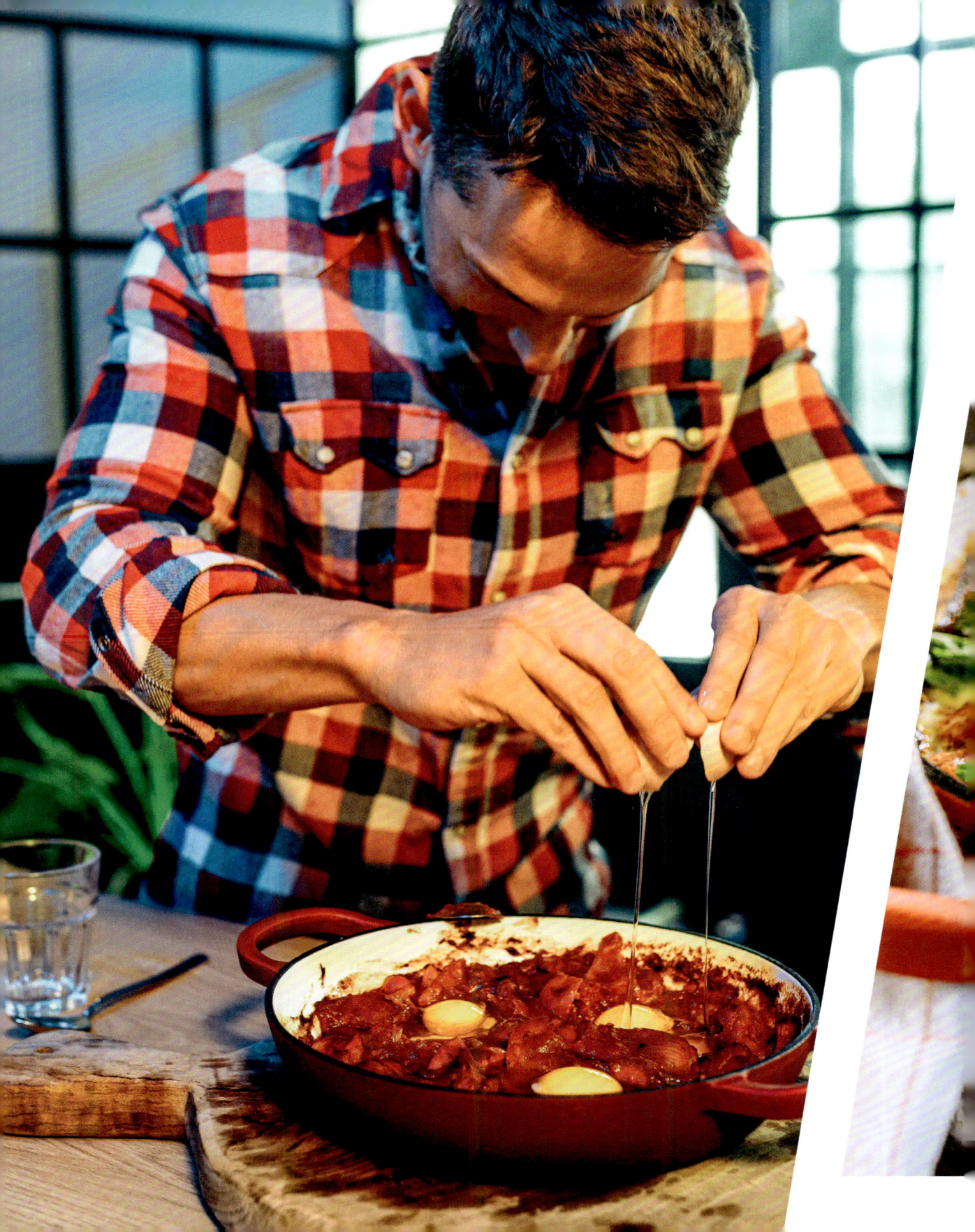

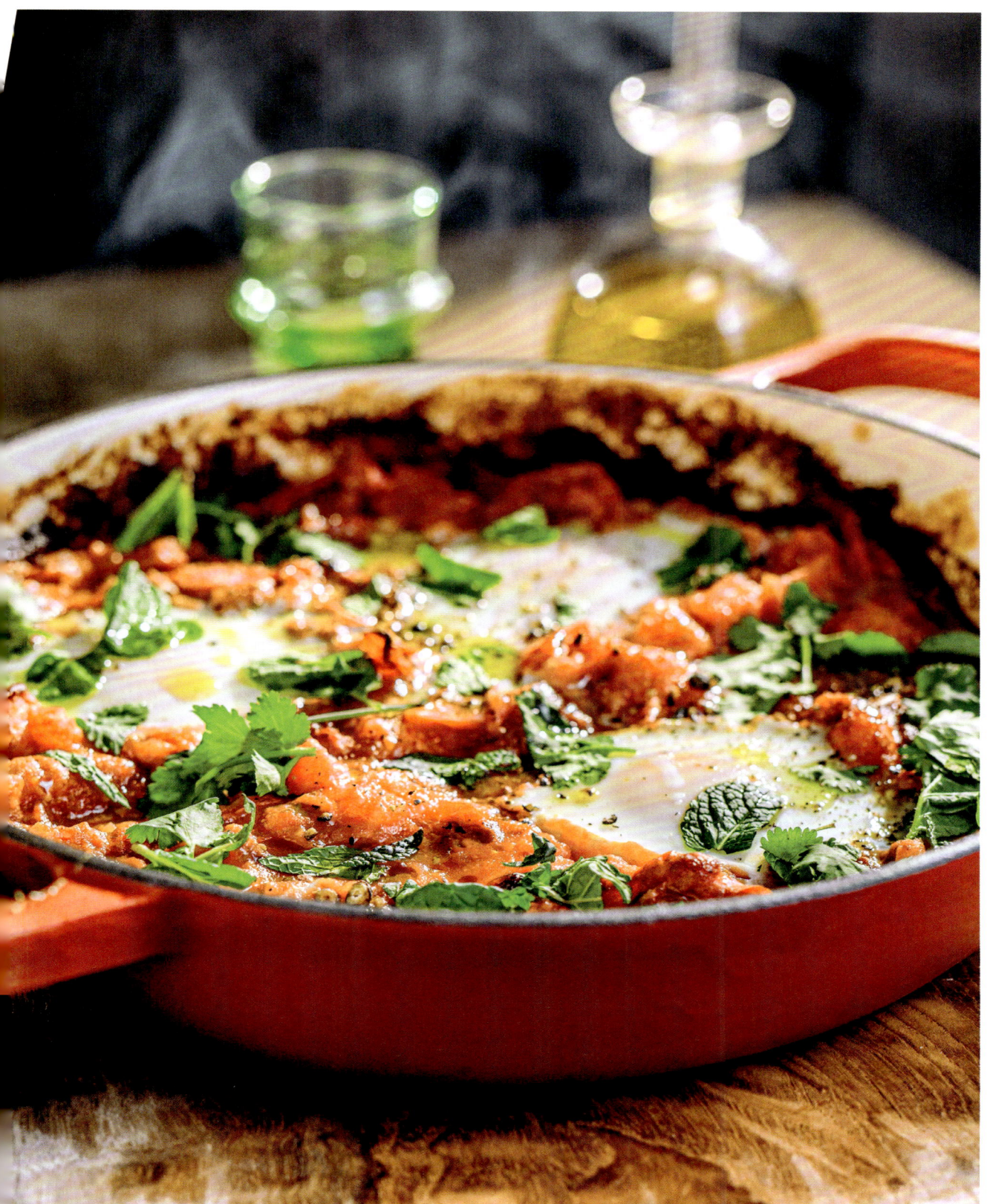

MEINE LIEBLINGS-SHAKSHUKA

4 PERSONEN

Pro Person: 300 kcal, 12 g EW, 13 g F, 29 g KH

ZUBEREITUNGSZEIT CA. 20 MINUTEN · GARZEIT CA. 80 MINUTEN

600 g kleine festkochende
    Kartoffeln • Salz
2 Zwiebel
3 Knoblauchzehen
2 rote Paprikaschoten
1 rote Chilischote
2 EL Olivenöl

30 g Ingwer
½ TL Korianderpulver
1 TL gemahlener Kreuzkümmel
1 TL Garam Masala
1 EL Tomatenmark
2 Dosen geschälte Tomaten
    (à 400 g)

Pfeffer aus der Mühle
4–6 Eier
    (Menge je nach Hunger)
1 Bund Minze
1 Bund Koriander

• Die Kartoffeln in Salzwasser bissfest garen. Abgießen, ausdampfen lassen, pellen und in 1 cm dicke Scheiben schneiden.

• Inzwischen die Zwiebel und den Knoblauch schälen und in feine Würfel schneiden. Die Paprikaschoten und die Chili längs halbieren, entkernen und waschen, Paprika in große Stücke, Chili in feine Würfel schneiden.

• In einem Topf etwas Olivenöl erhitzen, Zwiebel und Knoblauch darin glasig dünsten. Die Paprika dazugeben und mitrösten. Den Ingwer schälen, fein reiben und mit der Chili ebenfalls dazugeben und kurz mitrösten. Dann die Gewürze hinzufügen und bei mittlerer Hitze etwa 1 Minute mitrösten.

• Das Ganze mit dem Tomatenmark tomatisieren, die Dosentomaten dazugeben und die Sauce etwa 30 Minuten leicht köcheln lassen. Mit Salz und Pfeffer kräftig würzen.

• Den Backofen auf 180 °C vorheizen. Die Kartoffelscheiben in einen Bräter einschichten und leicht salzen. Die Tomatensauce darübergießen. Im Ofen auf der mittleren Schiene 15 bis 20 Minuten backen.

• Dann den Bräter herausnehmen, mit einem Löffel vier bis sechs Mulden in die Tomatensauce machen. Die Eier einzeln aufschlagen und jeweils 1 Ei in eine Mulde setzen. Die Shakshuka im Ofen etwa 8 Minuten weiterbacken - das Eiweiß sollte gestockt, das Eigelb aber noch cremig sein.

• Die Kräuter waschen und trocken schütteln, Blätter abzupfen und grob hacken. Shakshuka mit den Kräutern bestreut und mit Olivenöl beträufelt servieren.

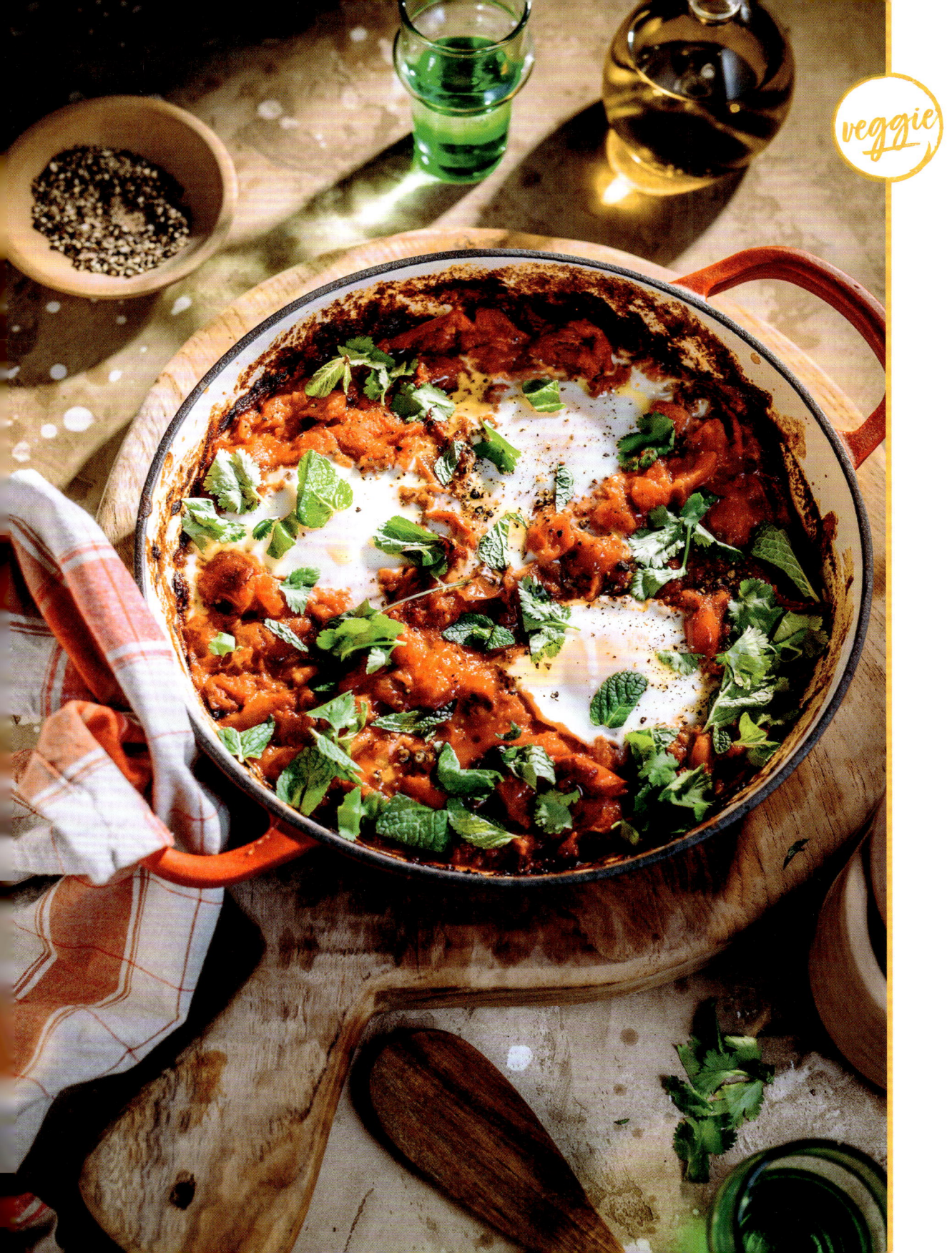

HOMEMADE GRANOLA

12 PORTIONEN

Gesamt: 280 kcal,
6 g EW, 18 g F, 23 g KH

ZUBEREITUNGSZEIT CA. 5 MINUTEN · BACKZEIT CA. 50 MINUTEN

300 g Haferflocken
100 g Mandelstifte
30 g gehackte Haselnüsse
40 g Kokoschips
½ TL Zimtpulver
130 g Ahornsirup
1 Prise Salz
100 g Kokosöl

- Den Backofen auf 130 bis 140 °C vorheizen. Ein Backblech mit Backpapier belegen.

- Alle Zutaten bis auf das Kokosöl in einer Schüssel geben. Das Kokosöl schmelzen, dazugeben und alles gut mischen.

- Die Granolamasse gleichmäßig auf dem Backblech verteilen und im Ofen auf der mittleren Schiene 40 bis 50 Minuten backen, bis das Granola knusprig ist. Auskühlen lassen, in grobe Stücke brechen und in einer Dose oder einem Müsliglas mit Schraubverschluss aufbewahren.

▶ **Der Backofen sollte nicht zu heiß sein, da das Müsli langsam trocknen soll.**

CHIAPUDDING

MIT MANGO

4 PERSONEN

Pro Person: 550 kcal,
9 g EW, 43 g F, 26 g KH

ZUBEREITUNGSZEIT CA. 10 MINUTEN · QUELLZEIT MIND. 1 STUNDE

60 g Chiasamen
½ l Kokosmilch
50 g veganer Kokosjoghurt
Agavensirup
   (nach Belieben)
2 Passionsfrüchte
1 Mango
4 EL geröstete Kokosraspel
4 EL Granola (siehe Grundrezept oben)

- Die Chiasamen in die Kokosmilch einrühren und mindestens 1 Stunde (am besten über Nacht) quellen lassen.

- Pudding dann mit dem Kokosjoghurt verrühren, nach Belieben mit Agavensirup süßen.

- Die Passionsfrüchte halbieren und die Kerne auslösen. Mango schälen, das Fruchtfleisch zuerst vom Stein und dann in kleine Stücke schneiden und mit den Passionsfruchtkernen marinieren. Mit den gerösteten Kokosraspeln und dem Granola auf dem Chiapudding anrichten.

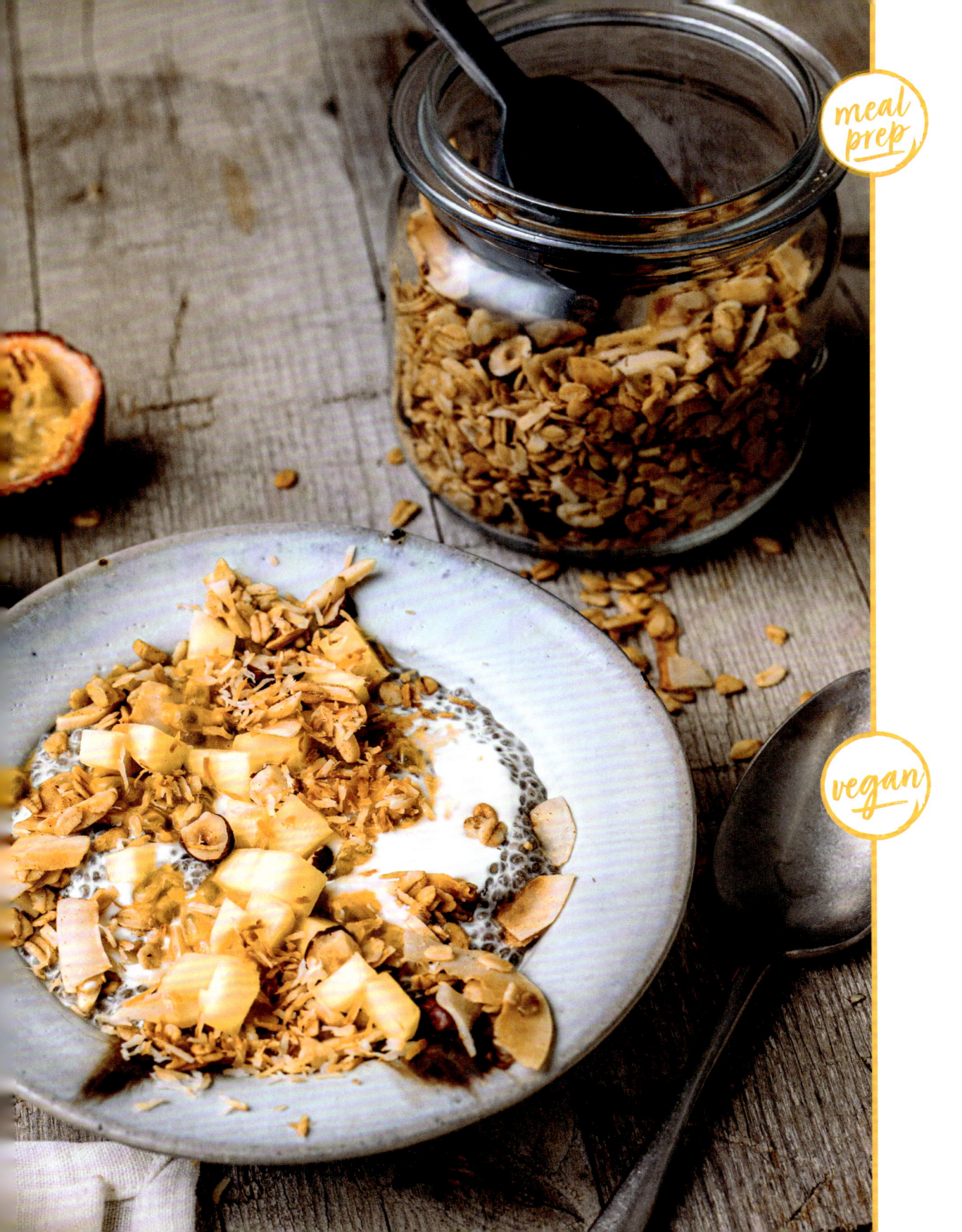

meal prep

vegan

ALEX' AÇAÍ-BOWL

4 PERSONEN

Pro Person: 560 kcal,
11 g EW, 34 g F, 46 g KH

ZUBEREITUNGSZEIT CA. 15 MINUTEN

8 Açaí-Fruchtpüree-Pads (tief-
    gefroren, ca. 800 g)
4 gefrorene überreife Bananen
    (siehe Tipp)
600 ml Mandeldrink
etwas Agavensirup
150 g Heidelbeeren

150 g Erdbeeren
2 Bananen
4 EL Kokosraspel
150 g Granola (siehe
    Grundrezept S. 98)
4 EL Kakaonibs
10 g Erdnussbutter

• Die Açaí-Pads mit den gefrorenen Bananen, dem Mandeldrink und etwas Agavensirup in den Mixer geben und so lange mixen, bis man eine cremige Konsistenz erhält, die an ein Eis erinnert. Je nachdem, wie süß die Bananen sind, noch mal mit etwas Agavensirup süßen.

• Die Beeren verlesen und waschen, Erdbeeren putzen. Die frischen Bananen schälen und in Scheiben schneiden. Die Kokosraspel in einer Pfanne ohne Öl kurz anrösten.

• Das Açaí-Püree in vier tiefen Schalen anrichten. Beeren, Bananenscheiben, Kokosraspel, Granola und Kakaonibs darauf nebeneinander anrichten. Mit Erdnussbutter garnieren.

▶ Überreife Bananen mag kaum einer – aber sie sind natürlich auch zu gut zum Wegwerfen. Diese Bowl ist die optimale Lösung! Überreife Bananen schneide ich nun immer in Stücke und friere sie auf Vorrat ein.

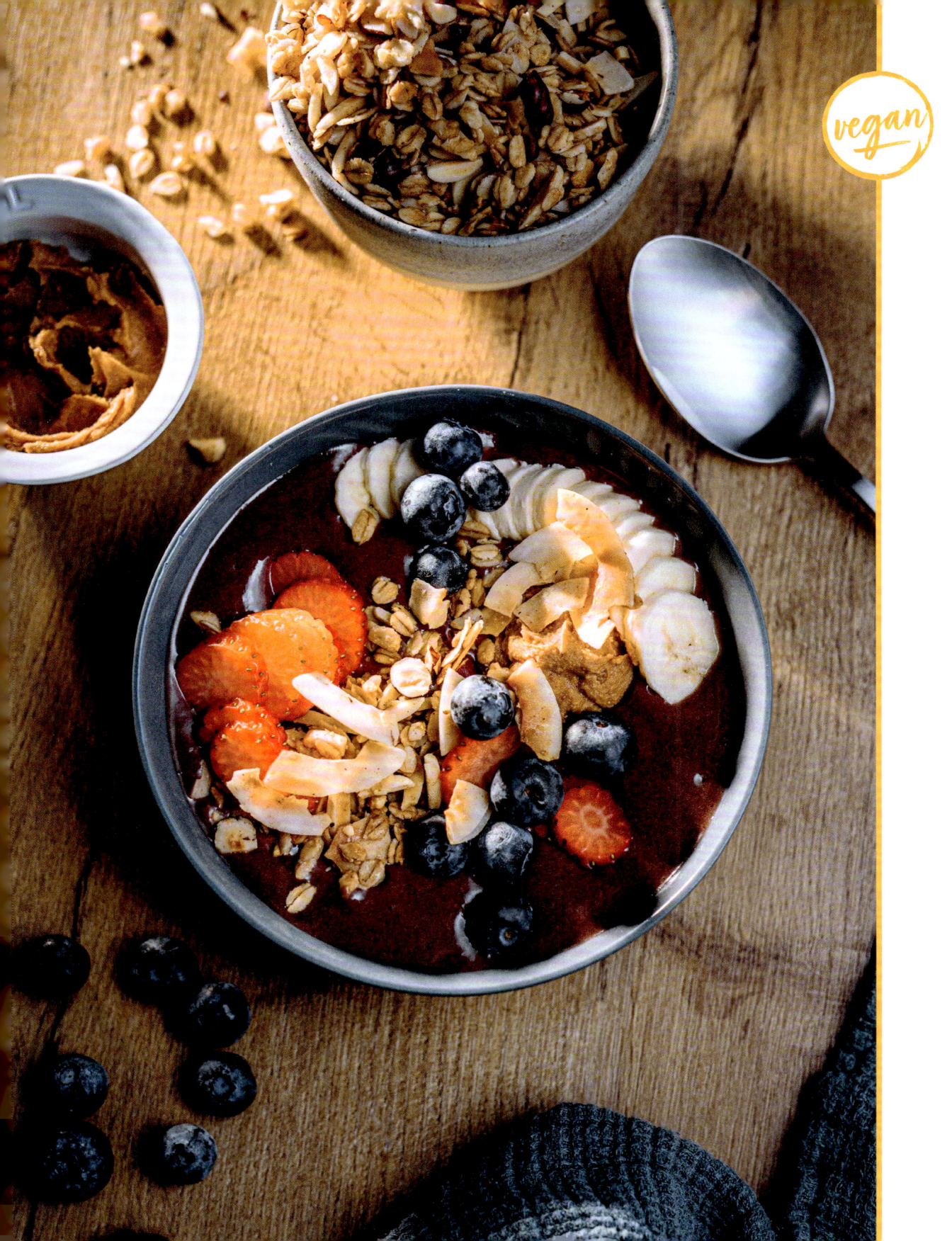

DATTEL-CASHEW-BARS

CA. 12 STÜCK

Pro Stück: 60 kcal,
2 g EW, 3 g F, 6 g KH

ZUBEREITUNGSZEIT CA. 15 MINUTEN · KÜHLZEIT MIND. 2 STUNDEN

5 getrocknete Datteln
4 getrocknete Feigen
3 EL Mandeln
3 EL geröstete, ungesalzene
  Cashewkerne
2-3 EL Agavensirup
3 EL Haferflocken
2 TL ungesüßtes Kakaopulver

- Die Datteln, Feigen sowie die Hälfte der Mandeln und Cashewkerne im Standmixer zerkleinern. Die restlichen Cashewkerne und Mandeln grob hacken und untermischen. Dann Aavensirup, Haferflocken sowie Kakaopulver mit einem Löffel gut untermischen.

- Die Masse in eine mit Frischhaltefolie (oder Backpapier) ausgelegte Form etwa ½ cm hoch einfüllen, fest andrücken und entweder im Kühlschrank (etwa 4 Stunden, am besten über Nacht) oder im Tiefkühlfach (etwa 2 Stunden) auskühlen und zäh werden lassen. Die ausgekühlte Masse auf ein Brett stürzen und in etwa 2×5 cm große Stücke schneiden.

CRUNCHY ERDNUSS-BARS

CA. 12 STÜCK

Pro Stück: 170 kcal,
6 g EW, 11 g F, 12 g KH

ZUBEREITUNGSZEIT CA. 10 MINUTEN · KÜHLZEIT MIND. 2 STUNDEN

100 g Erdnussbutter
110 g Agavensirup
Meersalz
80 g Haferflocken
40 g Mandelsplitter
40 g Kürbiskerne
40 g Kokosraspel
2 EL Chiasamen
Rosinen (nach Belieben)

- Die Erdnussbutter und den Agavensirup in einer Schüssel gut mischen, zuletzt ½ TL Meersalz einrühren.

- Nach und nach die restlichen Zutaten untermischen, bis eine homogene, klebrige Masse entsteht. Die Masse etwa ½ cm hoch in eine mit Frischhaltefolie ausgelegte Form füllen, zudecken und mindestens 2 Stunden im Tiefkühlfach oder über Nacht im Kühlschrank fest werden lassen. Die ausgehärtete Masse auf ein Brett stürzen und in etwa 2×5 cm gleichmäßige Riegel, sogenannte Bars, schneiden.

▶ Anstelle des Agavensirups kannst du bei beiden Rezepten auch Honig nehmen. Dann sind die Riegel allerdings nicht mehr vegan.

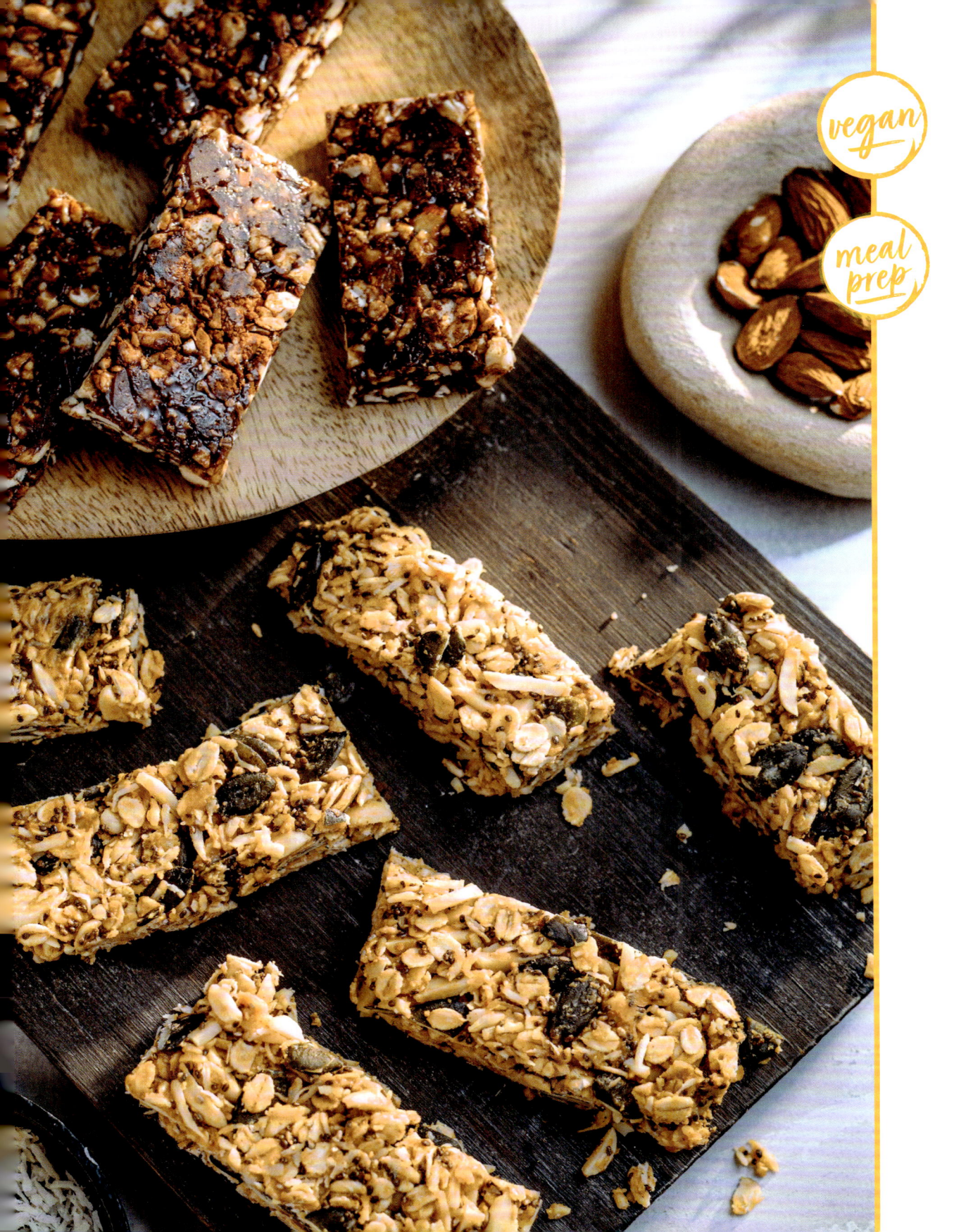

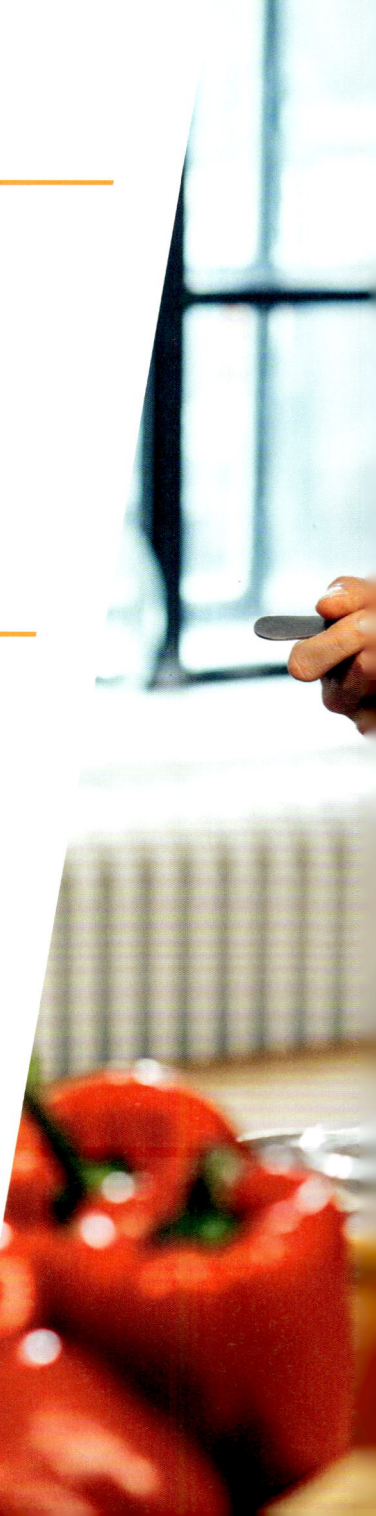

GEHT IMMER

MEINE ABSOLUTEN FAVORITEN

Es gibt Rezepte, die begleiten mich schon seit meiner Kindheit. Wieder andere habe ich auf meinen Reisen kennen- und lieben gelernt. Auf den folgenden Seiten findest du eine Auswahl dieser Gerichte – ich hoffe, du wirst sie genauso lieben!

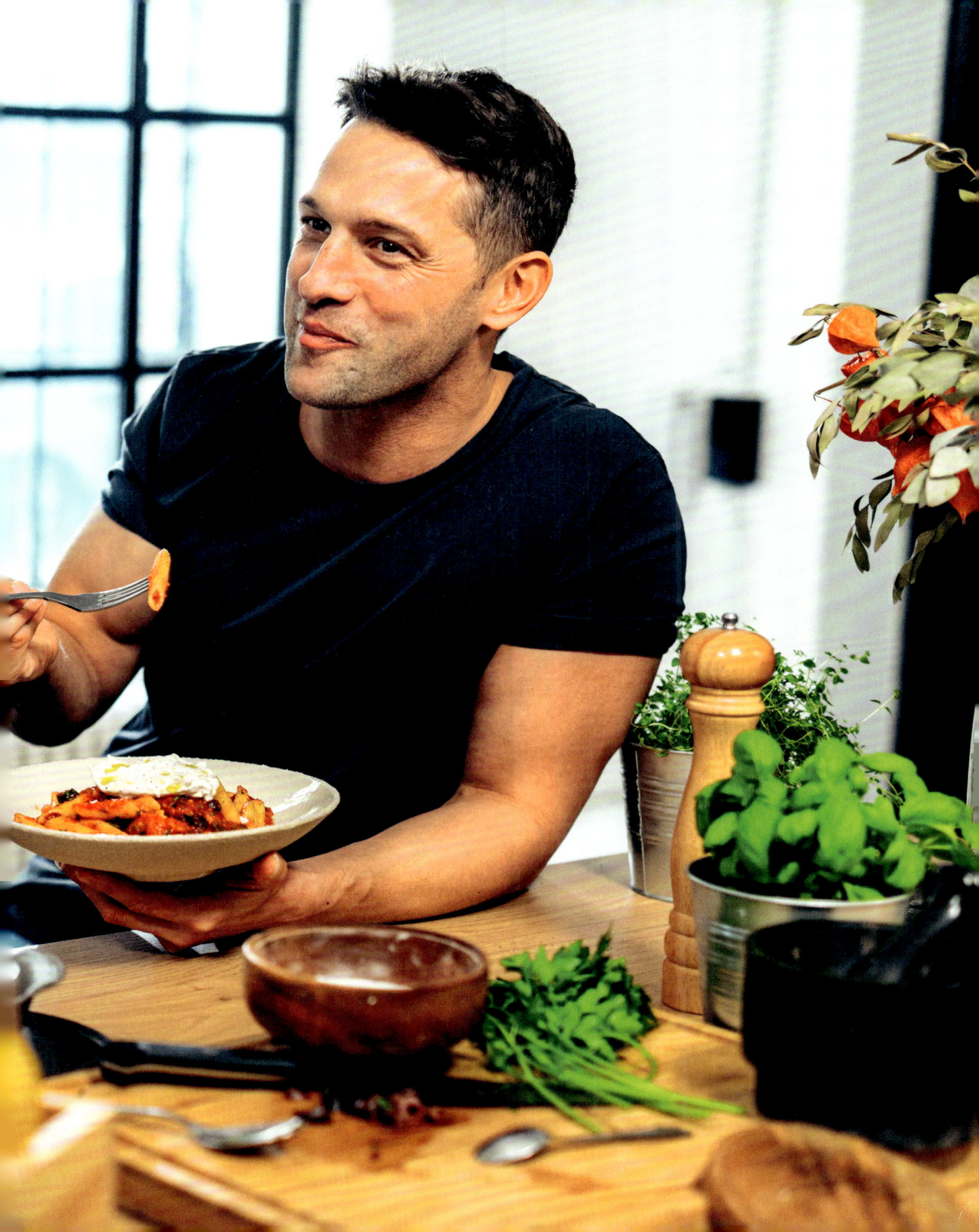

MOJITO-CEVICHE

MIT COCKAILTOMATEN UND RADIESCHEN

4 PERSONEN

Pro Person: 280 kcal,
20 g EW, 12 g F, 16 g KH

ZUBEREITUNGSZEIT CA. 20 MINUTEN

400 g Kabeljaufilet
  (so frisch wie möglich;
  ersatzweise tiefgekühlt)
1 Bund Minze
1 Bund Koriander
6 Limetten
1 Orange

2 TL brauner Zucker
120 g Cocktailtomaten
1 rote Chilischote
2 gelbe Paprikaschoten
1 rote Zwiebel
1 Knoblauchzehe
grobes Meersalz
Pfeffer aus der Mühle

8 Radieschen
2 cl weißer Rum
4 EL Olivenöl

• Den Fisch waschen und trocken tupfen, ggf. von den Gräten befreien, in etwa 1 cm große Würfel schneiden und in eine Schüssel geben.

• Die Minze und den Koriander waschen und trocken schütteln, die Blätter abzupfen und fein hacken. Die Limetten und die Orange auspressen, Zitrussaft mit dem Zucker und der Hälfte der Minze verrühren.

• Die Tomaten waschen und in Scheiben schneiden. Die Chili und die Paprikaschoten längs halbieren, entkernen, waschen und in feine Würfel schneiden. Die Zwiebel schälen und in feine Ringe schneiden.

• Den Knoblauch schälen, in feine Würfel schneiden und zum Fisch geben. Die Limettenmarinade durch ein Sieb über den Fisch gießen, sodass die Minze ausgesiebt wird. Den Fisch 5 bis 10 Minuten marinieren lassen.

• Jetzt das Gemüse zum Fisch geben und das Ceviche mit Meersalz und Pfeffer würzen. Das Ceviche nach Belieben mithilfe eines Servierrings auf Tellern anrichten. Die Radieschen putzen, waschen und über das Ceviche hobeln. Mit der restlichen Minze und dem Koriander bestreuen und mit dem Rum und dem Olivenöl beträufeln.

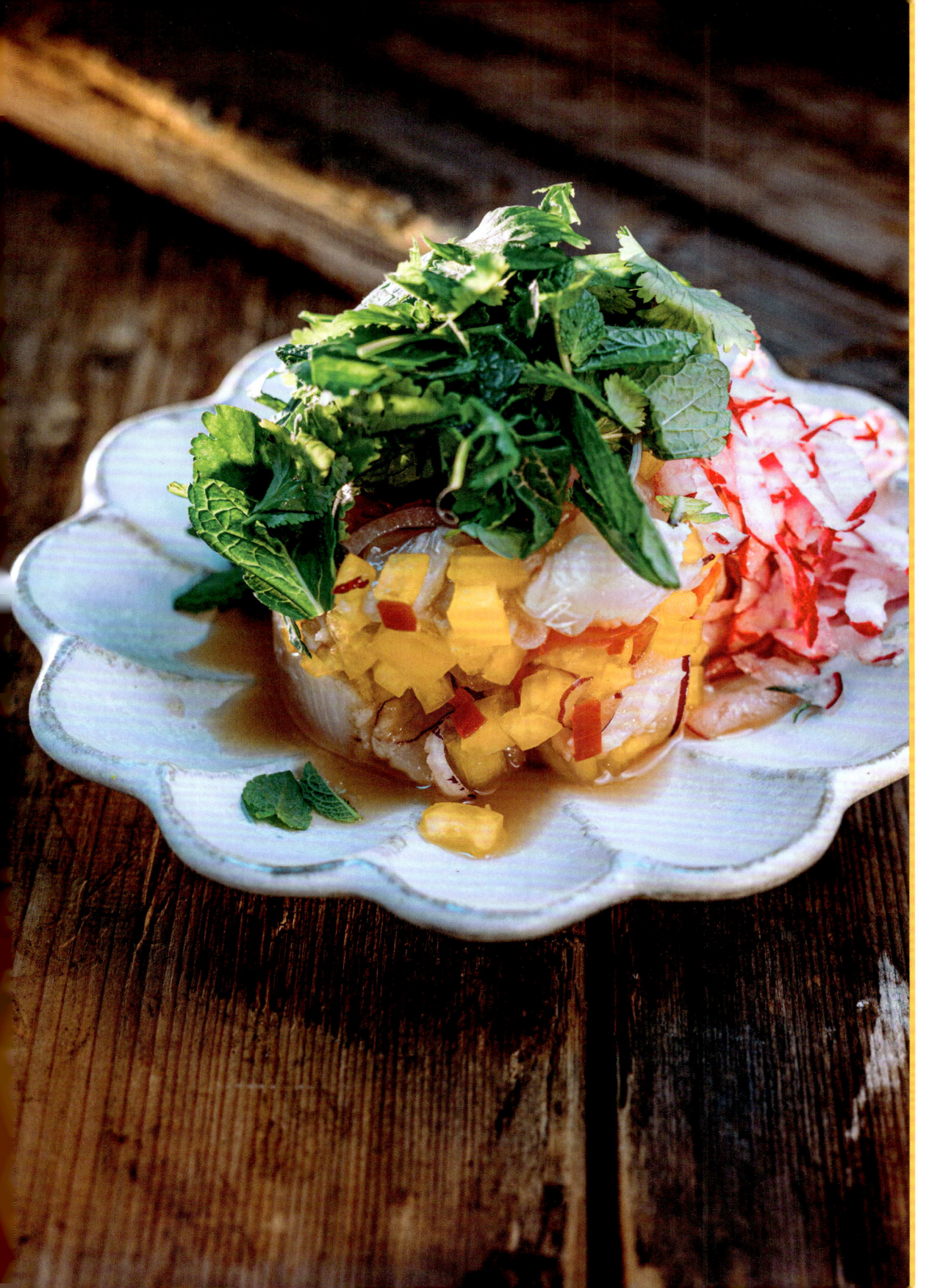

LAUCH-SCHINKEN-FRITTATA

4 PERSONEN

Pro Person: 530 kcal,
33 g EW, 28 g F, 33 g KH

ZUBEREITUNGSZEIT CA. 20 MINUTEN · GARZEIT CA. 30 MINUTEN

900 g festkochende Kartoffeln
Salz
½ Lauchstange
1 weiße Zwiebel
100 g Parmesan (am Stück;
    oder Manchego)

8 Eier
100 ml Milch
Pfeffer aus der Mühle
Cayennepfeffer
3 EL Olivenöl
150 g Schinken (in Würfeln)

½ Bund Petersilie
½ rote Zwiebel
Saft von ½ Zitrone

• Am Vortag die Kartoffeln in reichlich Salzwasser garen, abgießen, ausdampfen lassen und pellen. Über Nacht kühl stellen.

• Am nächsten Tag die Kartoffeln in etwa 1 cm große Würfel schneiden. Den Lauch putzen, längs halbieren, gut waschen und in feine Streifen schneiden. Die weiße Zwiebel schälen und in feine Würfel schneiden. Den Käse fein reiben.

• Die Eier in einer Schüssel mit der Milch und dem Parmesan verrühren und mit Salz, Pfeffer und Cayennepfeffer würzen.

• Etwas Olivenöl in einer hohen Pfanne erhitzen und die Kartoffelwürfel darin rundum knusprig braten. Die Zwiebelwürfel dazugeben und kurz mitbraten. Lauch und Schinken dazugeben und weitere 2 bis 3 Minuten braten.

• Wenn alles gut angebraten ist, die Eiermischung dazugeben, gut untermischen und alles bei mittlerer Hitze etwa 3 Minuten backen, bis der Boden der Frittata goldbraun ist. Dann einen Teller auf die Pfanne legen, die Frittata wenden und auf der anderen Seite weitere 3 bis 5 Minuten ebenfalls goldbraun braten.

• Die Petersilie waschen und trocken schütteln, die Blätter abzupfen und fein hacken. Die rote Zwiebel schälen und in feine Streifen schneiden. Beides mit Zitronensaft und dem übrigen Olivenöl mischen.

• Die Frittata aus der Pfanne nehmen, auf einer Platte anrichten und mit dem Petersilien-Zwiebel-Mix garnieren.

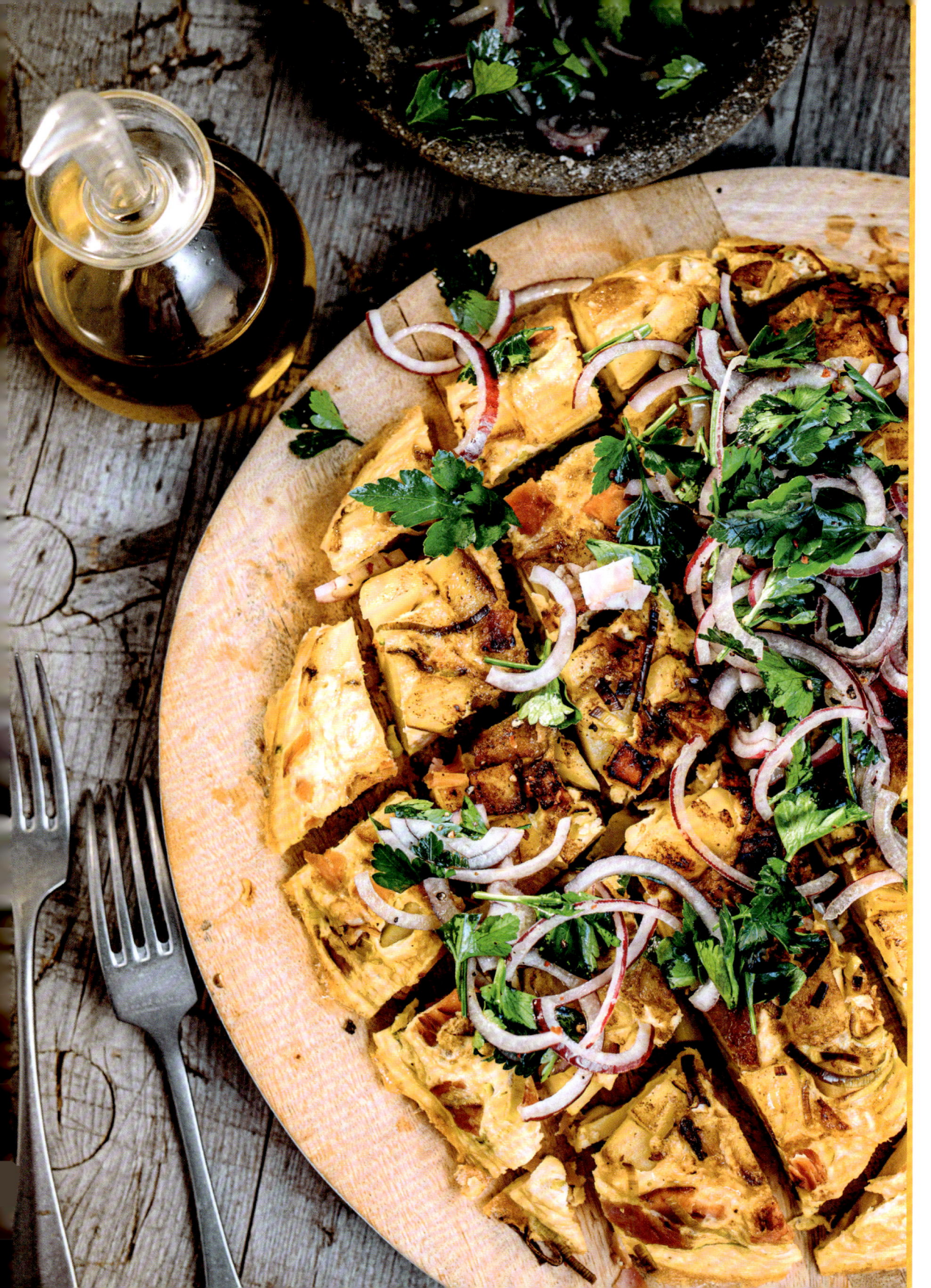

GERÖSTETER BLUMENKOHL

4 PERSONEN

Pro Person: 830 kcal,
23 g EW, 60 g F, 45 g KH

ZUBEREITUNGSZEIT CA. 30 MINUTEN

2 Köpfe Blumenkohl
Salz
ca. 5 EL Olivenöl
1 TL Paprikapulver (edelsüß)
200 g Semmelbrösel

5 Salbeiblätter
150 g Butter
150 g Pecorino (am Stück)
1 Bund Schnittlauch
Pfeffer aus der Mühle

- Den Backofen auf 220 °C vorheizen.

- Die beiden Blumenkohl-Köpfe waschen und in einem großen Topf in reichlich Salzwasser 5 bis 6 Minuten garen (ggf. nacheinander). Herausnehmen und gut abtropfen lassen.

- Blumenkohl mit 4 EL Olivenöl, Paprikapulver und Salz großzügig einreiben und in einen Bräter setzen. Im Ofen auf der mittleren Schiene garen, bis er außen knusprig und innen weich ist. Das dauert 10 bis 15 Minuten.

- Inzwischen die Brösel in einer Pfanne ohne Fett bei mittlerer Hitze goldbraun rösten.

- Salbei waschen, trocken tupfen und fein hacken. Mit der Butter zu den Bröseln geben und aufschäumen lassen.

- Pecorino fein reiben. Schnittlauch waschen, trocken schütteln und in Röllchen schneiden.

- Sobald der Blumenkohl fertig ist, herausnehmen und nochmal mit etwas Olivenöl und Salz einpinseln.

- Die gerösteten Blumenkohl-Köpfe auf eine Platte setzen und darüber die Butterbrösel verteilen. Mit Pfeffer würzen und mit Pecorino und Schnittlauch bestreuen.

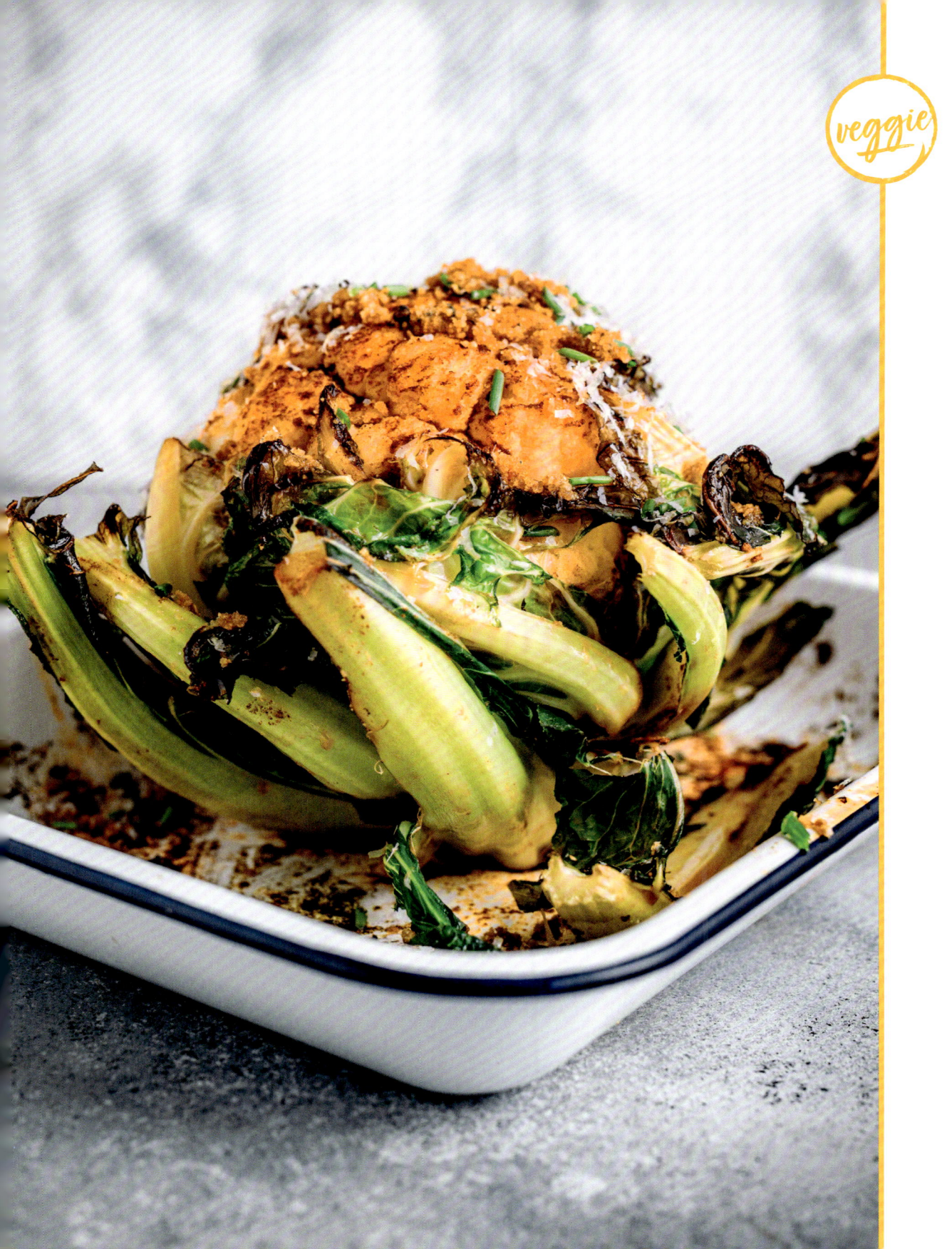

SIZILIANISCHE CAPONATA

MIT GEFÜLLTEN SAFRAN-ARANCINI

4 PERSONEN

Pro Person: 940 kcal,
23 g EW, 50 g F, 91 g KH

ZUBEREITUNGSZEIT CA. 1 STUNDE

FÜR DIE ARANCINI:
½ Zwiebel
1 Knoblauchzehe
1 EL Olivenöl
125 g Risottoreis
10 Safranfäden
120 ml Weißwein
350 ml heißer Gemüsefond
1 EL Milch
50 g geriebener Parmesan
50 g Butter
50–80 g Mozzarella
5 getrocknete Tomaten
ca. 150 g Mehl

ca. 150 g Semmelbrösel
2 Eier
neutrales Öl zum Frittieren

FÜR DIE CAPONATA:
½ Aubergine • Salz
2 Ochsenherztomaten
1 rote Paprikaschote
1 Zwiebel
1 Knoblauchzehe
½ rote Chilischote
1 EL Olivenöl
1–2 TL Tomatenmark
3 EL schwarze Oliven (ohne
 Stein; in Öl eingelegt)

2 EL Kapern
1 EL Rosinen
2 Stangen Staudensellerie
Pfeffer aus der Mühle
1–2 TL Zucker
Aceto balsamico
je ½ Bund Basilikum und
 Petersilie (fein gehackt)
abgeriebene Schale von
 1 Bio-Zitrone
2 EL Pinienkerne

• Für die Arancini die Zwiebel und den Knoblauch schälen, in feine Würfel schneiden und im Olivenöl andünsten. Reis und Safran dazugeben, mit Wein ablöschen und diesen komplett reduzieren lassen.

• Etwas Fond angießen und unter Rühren bei mittlerer Hitze vollkommen einköcheln lassen. So fortfahren, bis der Fond aufgebraucht ist und der Reis bissfest gegart ist.

• Dann Milch, Parmesan und Butter unterrühren. Die Masse möglichst flach auf einen Teller mit Backpapier geben und im Kühlschrank oder Tiefkühlfach herunterkühlen lassen.

• Inzwischen für die Caponata Aubergine putzen, waschen und in kleine Stücke schneiden. Mit Salz würzen und etwa 10 Minuten ziehen lassen, dann mit der Hand gut ausdrücken.

• Tomaten kreuzweise einritzen, überbrühen, häuten, vierteln, entkernen und klein schneiden.

• Paprika längs halbieren, entkernen und waschen, nach Belieben mit dem Sparschäler schälen.

• Zwiebel und Knoblauch schälen und in feine Würfel schneiden.

• Chili längs halbieren, entkernen, waschen und ebenfalls in feine Würfel schneiden.

• Olivenöl in einem Schmortopf erhitzen, Zwiebel und Chili darin bei schwacher Hitze andünsten. Aubergine dazugeben, Hitze erhöhen und Aubergine rundum etwas Farbe nehmen lassen. Knoblauch und Tomatenmark dazugeben und kurz mitrösten. Die Tomaten hinzufügen und bei mittlerer Hitze langsam einköcheln lassen.

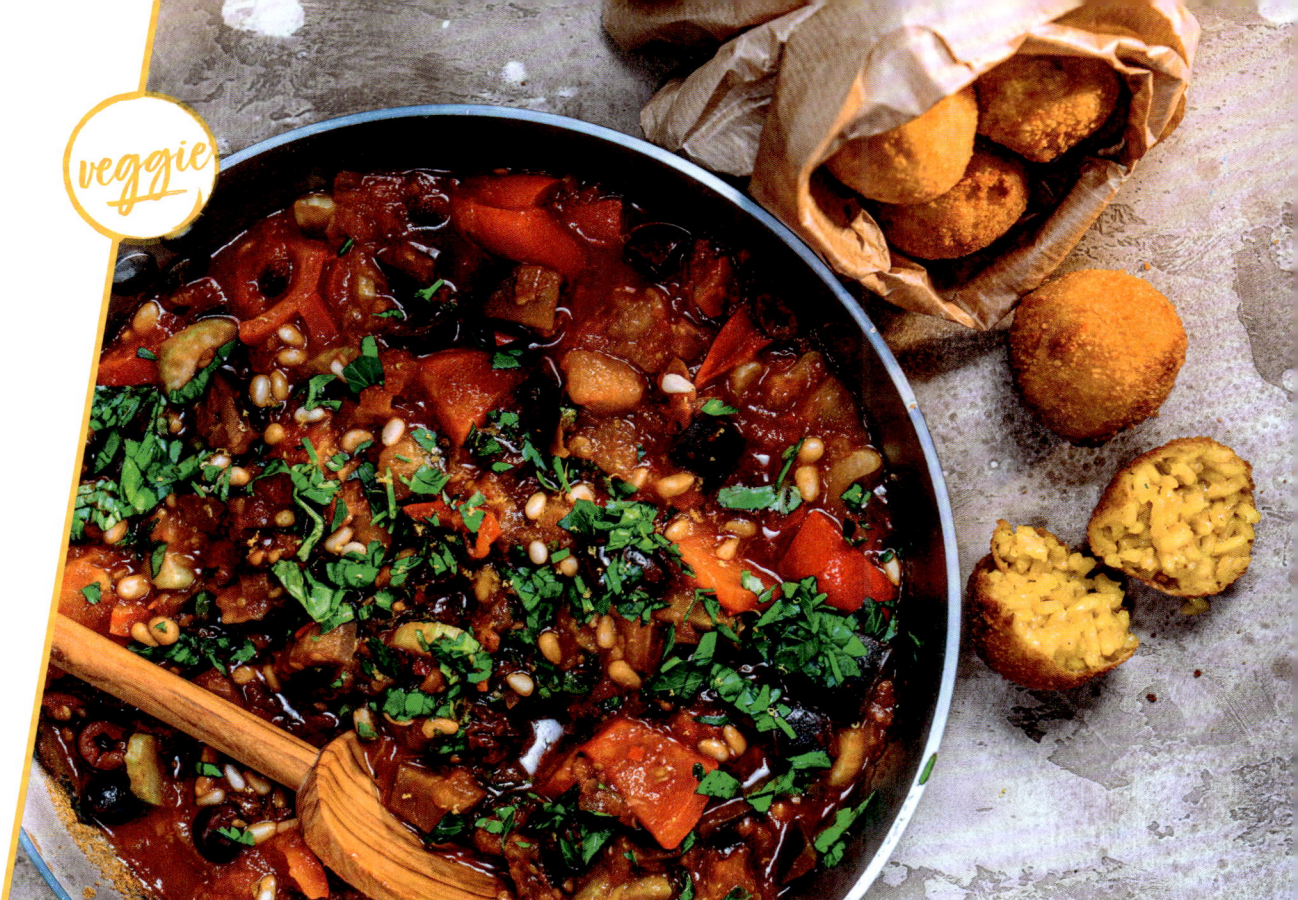

veggie

- Wenn das Ragout eine cremige Konsistenz hat, Oliven grob hacken und mit Kapern und Rosinen dazugeben.

- Paprika in gleich große Stücke schneiden, ebenfalls dazugeben und wieder auf die gewünschte cremige Konsistenz einkochen lassen.

- Sellerie waschen, in feine Scheiben schneiden, dazugeben und kurz mitgaren. Caponata mit Salz, Pfeffer, Zucker und Essig kräftig abschmecken. Die Caponata vor dem Anrichten mit gehackten Kräutern, Zitronenschale und Pinienkernen verfeinern.

- Für die Arancini Mozzarella und getrocknete Tomaten in feine Würfel schneiden und mischen.

- Aus der gekühlten Reismasse runde Kugeln formen. Diese mit der Mozzarella-Tomaten-Masse füllen und zu Bällchen rollen. Mehl und Brösel jeweils in einen tiefen Teller geben. Eier in einem dritten Teller verquirlen.

- Reisbällchen zuerst in Mehl wenden, dann durch die Eier ziehen und zuletzt in den Bröseln panieren.

- Das Öl in einem weiten Topf auf etwa 180 °C erhitzen. Es ist heiß genug, wenn an einem Holzlöffelstiel Bläschen aufsteigen. Die Reisbällchen im Öl knusprig ausbacken. Auf Küchenpapier abtropfen lassen und mit der Caponata servieren.

▶ Caponata, das süßsaure Gemüsegericht, und Arancini sind typische sizilianische Gerichte. Ich gebe es zu, dieses Rezept braucht seine Zeit, aber macht dafür viel her und schmeckt einfach herrlich nach Urlaub!

KARTOFFEL-RÖSTI-TORTE

MIT GERÄUCHERTEM LACHS

4 PERSONEN

Pro Person: 570 kcal,
26 g EW, 39 g F, 26 g KH

ZUBEREITUNGSZEIT CA. 25 MINUTEN · GARZEIT CA. 30 MINUTEN

700 g festkochende Kartoffeln
Salz • Pfeffer aus der Mühle
½ TL gemahlener Kümmel
8 EL Olivenöl
4 EL Milch

1 Bund Schnittlauch
Saft von 1 Zitrone
400 g Räucherlachs
(in Scheiben)
150 g Sauerrahm
(saure Sahne)

4 EL Meerrettich
(aus dem Glas)
50 g Kapern

• Am Vortag die Kartoffeln in reichlich Salzwasser garen, abgießen, ausdampfen lassen und pellen. Über Nacht kühl stellen.

• Am nächsten Tag die Kartoffeln reiben und mit Salz, Pfeffer und Kümmel würzen.

• In einer Pfanne 4 EL Olivenöl erhitzen und die Kartoffelraspel darin verteilen. Mit einem Pfannenwender zu einer Rösti zusammendrücken und bei mittlerer Hitze auf der Unterseite goldbraun braten. Dabei die Milch dazugeben, sie hilft, dass die Rösti noch knuspriger wird.

• Sobald die Unterseite knusprig und goldbraun ist, einen Teller auf die Pfanne legen und die Rösti-Torte wenden. Auf der zweiten Seite ebenfalls goldbraun braten. Dann auf ein Brett gleiten lassen, vierteln oder achteln.

• Schnittlauch waschen, trocken schütteln und in Röllchen schneiden.

• Das restliche Olivenöl mit dem Zitronensaft und dem Schnittlauch verrühren.

• Die Kartoffelrösti mit dem Räucherlachs luftig belegen. Sauerrahm, Meerrettich und Kapern darauf anrichten und alles mit dem Schnittlauch-Zitronen-Öl beträufeln.

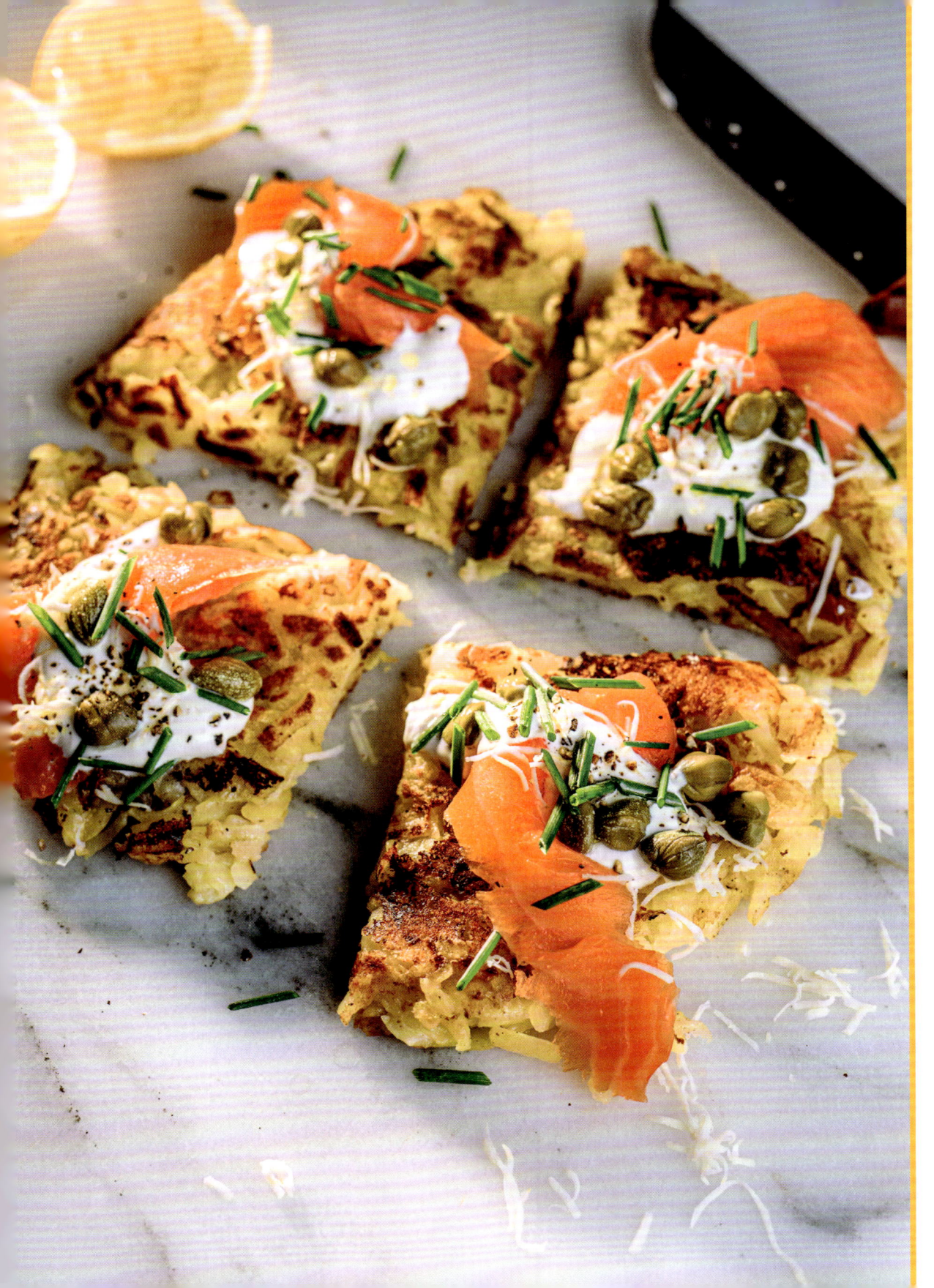

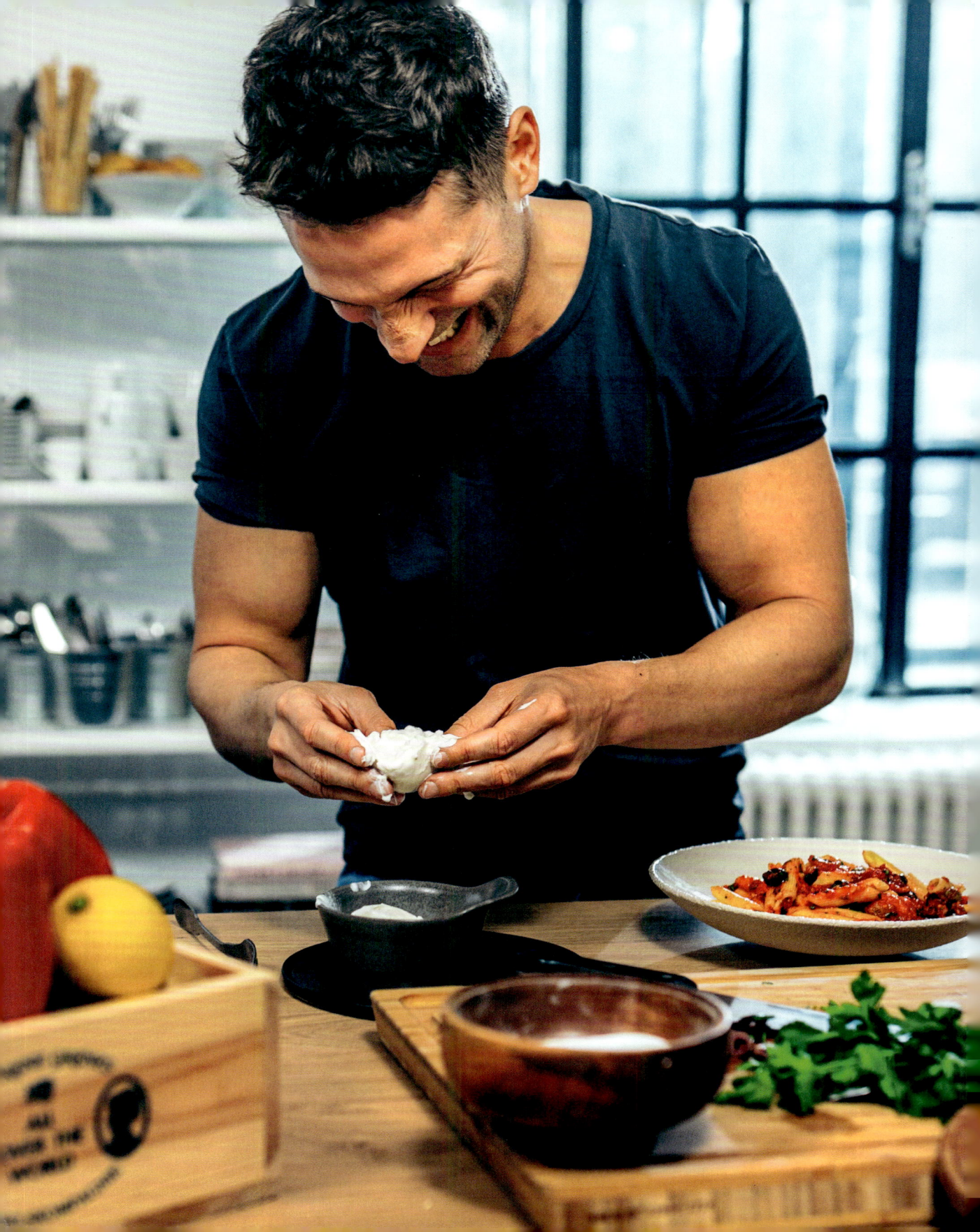

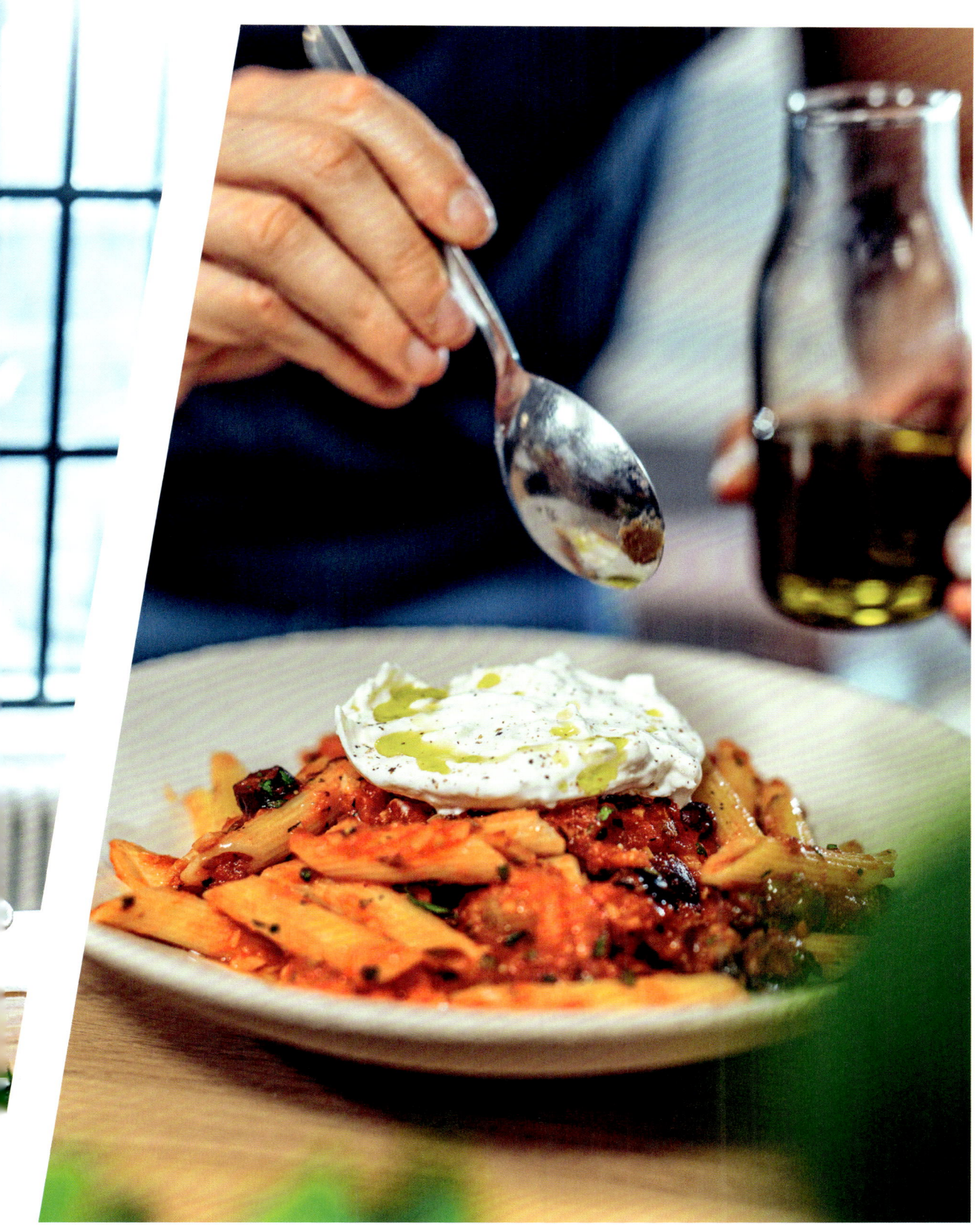

PENNE PUTTANESCA

MIT BURRATA

4 PERSONEN

Pro Person: 700 kcal,
27 g EW, 29 g F, 77 g KH

ZUBEREITUNGSZEIT CA. 25 MINUTEN

5 Knoblauchzehen
1 rote Chilischote
6 Anchovis
5 EL Olivenöl
1 EL Tomatenmark

2 Dosen geschälte Tomaten
(à 400 g)
Salz • Pfeffer aus der Mühle
400 g Penne
1 Bund Petersilie

4 EL schwarze Oliven
(ohne Stein)
2 EL Kapern
2 Kugeln Burrata

• Den Knoblauch schälen und in feine Würfel schneiden. Die Chili längs halbieren, entkernen, waschen und in feine Würfel schneiden. Die Anchovis fein hacken.

• Das Olivenöl in einem Topf erhitzen und Knoblauch, Chili und Anchovis darin bei schwacher Hitze langsam anbraten. Das Tomatenmark dazugeben und 1 Minute mitrösten.

• Die Dosentomaten durch ein Sieb abgießen, das Fruchtfleisch zur Knoblauchmischung in die Pfanne geben und mit einer Gabel grob zerdrücken. Mit Salz und Pfeffer würzen und bei mittlerer Hitze etwa 15 Minuten einköcheln.

• Inzwischen die Penne nach Packungsanweisung in reichlich kochendem Salzwasser bissfest garen. Die Petersilie waschen und trocken schütteln, Blätter abzupfen und grob hacken.

• Die Oliven grob hacken und mit den Kapern in das Tomatenragout geben. Penne in ein Sieb abgießen und mit der Petersilie ebenfalls dazugeben. Alles gut durchmischen.

• Die Pasta auf Teller verteilen, die Burrata in grobe Stücke zerteilen und auf der Pasta anrichten.

▶ Für dieses Rezept gieße ich die Tomaten vorab in ein Sieb und verwende nur das Fruchtfleisch. Dadurch wird die Sauce schön rund und süßlich im Geschmack (den Tipp hat mir eine italienische Mamma gegeben). Wer das Tomatenwasser mit verwenden möchte, muss die Sauce entsprechend länger garen, bis die Säure verkocht ist.

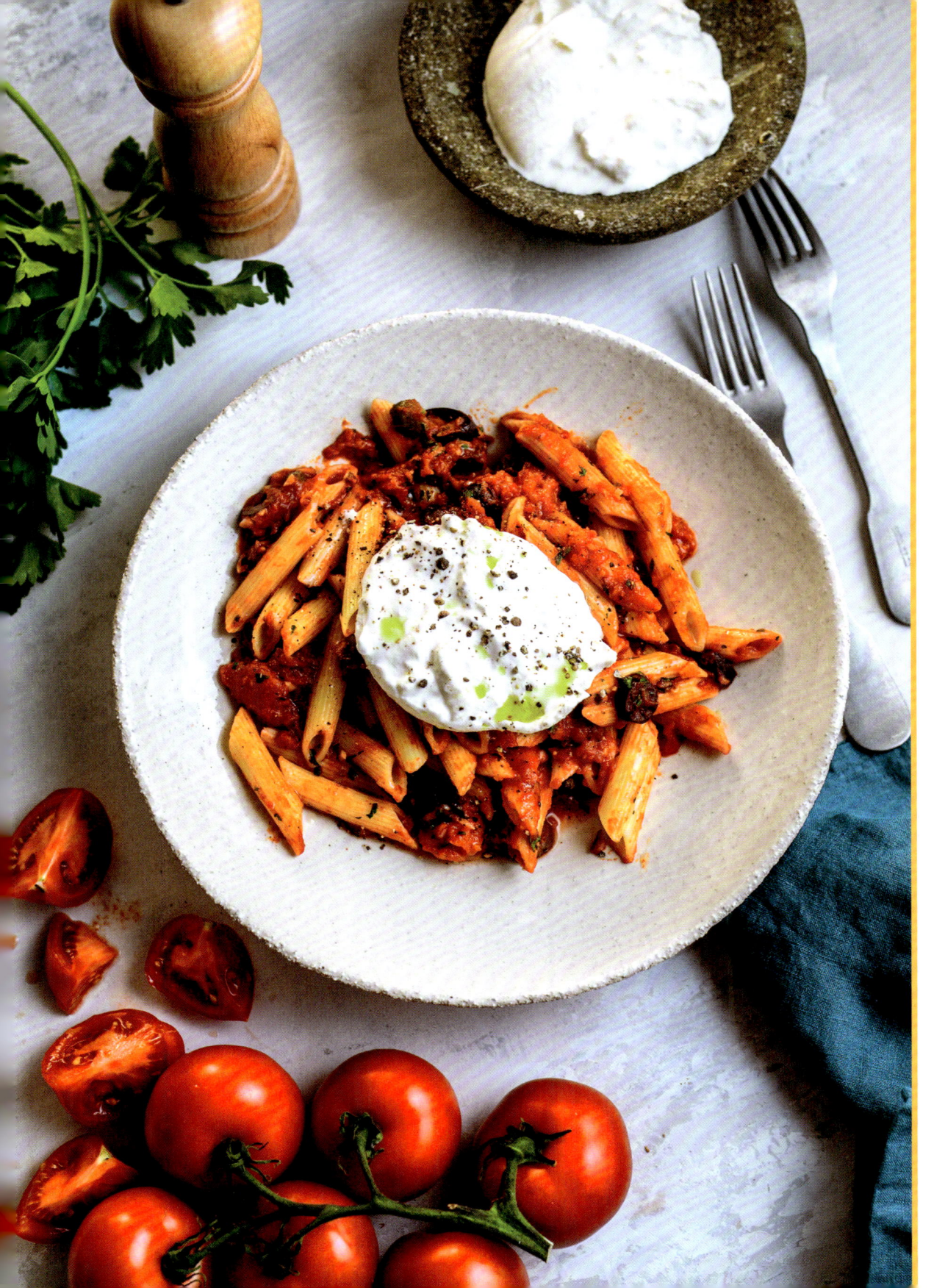

SPICY-FISCH-TACOS

MIT SAUREN ZWIEBELN UND COLESLAW

4 PERSONEN

Pro Person: 580 kcal,
36 g EW, 32 g F, 32 g KH

ZUBEREITUNGSZEIT CA. 40 MINUTEN · MARINIERZEIT CA. 1 STUNDE

FÜR DIE SAUREN ZWIEBELN:
1 rote Zwiebel
100 ml Reisessig

FÜR DEN COLESLAW:
300 g Rotkohl
4 EL Balsamico bianco
3 EL Olivenöl • Salz

FÜR DEN FISCH:
1 Bund Koriander
2 frische Jalapeños
1 Knoblauchzehe
2 TL Paprikapulver (edelsüß)
je 1 TL frischer Thymian,
   Chilipulver und
   gemahlener Kreuzkümmel
1 TL Salz
600 g Kabeljaufilet
2 EL Olivenöl

FÜR DIE SAUCE:
1 Bund Koriander
1 reife Avocado
1 Knoblauchzehe
60 g Naturjoghurt
Saft von 1 Limette
2 EL weißer Balsamico
Salz • Pfeffer aus der Mühle

AUSSERDEM:
ca. 12 Maistacos
100 g Hirtenkäse
etwas Limettensaft

• Für die sauren Zwiebeln die Zwiebel schälen, in feine Streifen schneiden und im Reisessig etwa 1 Stunde einlegen.

• Für den Coleslaw den Rotkohl putzen, waschen und den harten Strunk entfernen. Rotkohl in feine Streifen schneiden. Mit Essig und Olivenöl mischen, mit Salz kräftig abschmecken und marinieren lassen.

• Für den Fisch Koriander waschen und trocken schütteln, die Blätter abzupfen und fein hacken. Jalapeños in feine Ringe schneiden. Etwas Koriander und einige Jalapeñoringe für die Deko beiseitelegen. Knoblauch schälen, in feine Würfel schneiden. Alles mit den Gewürzen mischen.

• Den Kabeljau waschen, gut trocken tupfen und in 4 bis 5 cm große Stücke schneiden. In der Gewürzmischung wenden und etwa 10 Minuten marinieren.

• Für die Sauce Koriander waschen und trocken schütteln, die Blätter abzupfen und grob hacken. Avocado halbieren und den Stein entfernen, Fruchtfleisch aus der Schale lösen und klein schneiden. Knoblauch schälen und zerkleinern. Alles mit Joghurt, Limettensaft, Essig, Salz, Pfeffer und ggf. etwas Wasser im Mixer zu einer feinen Creme pürieren.

• Das Olivenöl in einer Pfanne erhitzen und die Fischstücke darin bei mittlerer Hitze auf jeder Seite 2 bis 3 Minuten braten. Herausnehmen und auf Küchenpapier abtropfen lassen.

• Die Maistacos nach Packungsanweisung im Backofen kurz erhitzen und mit der Avocado-Koriander-Sauce befüllen. Den Coleslaw, die Fischstücke und die eingelegten Zwiebeln darauf anrichten. Mit Koriander, zerbröseltem Hirtenkäse und Jalapeñoringen garnieren und mit 1 Spritzer Limettensaft beträufeln.

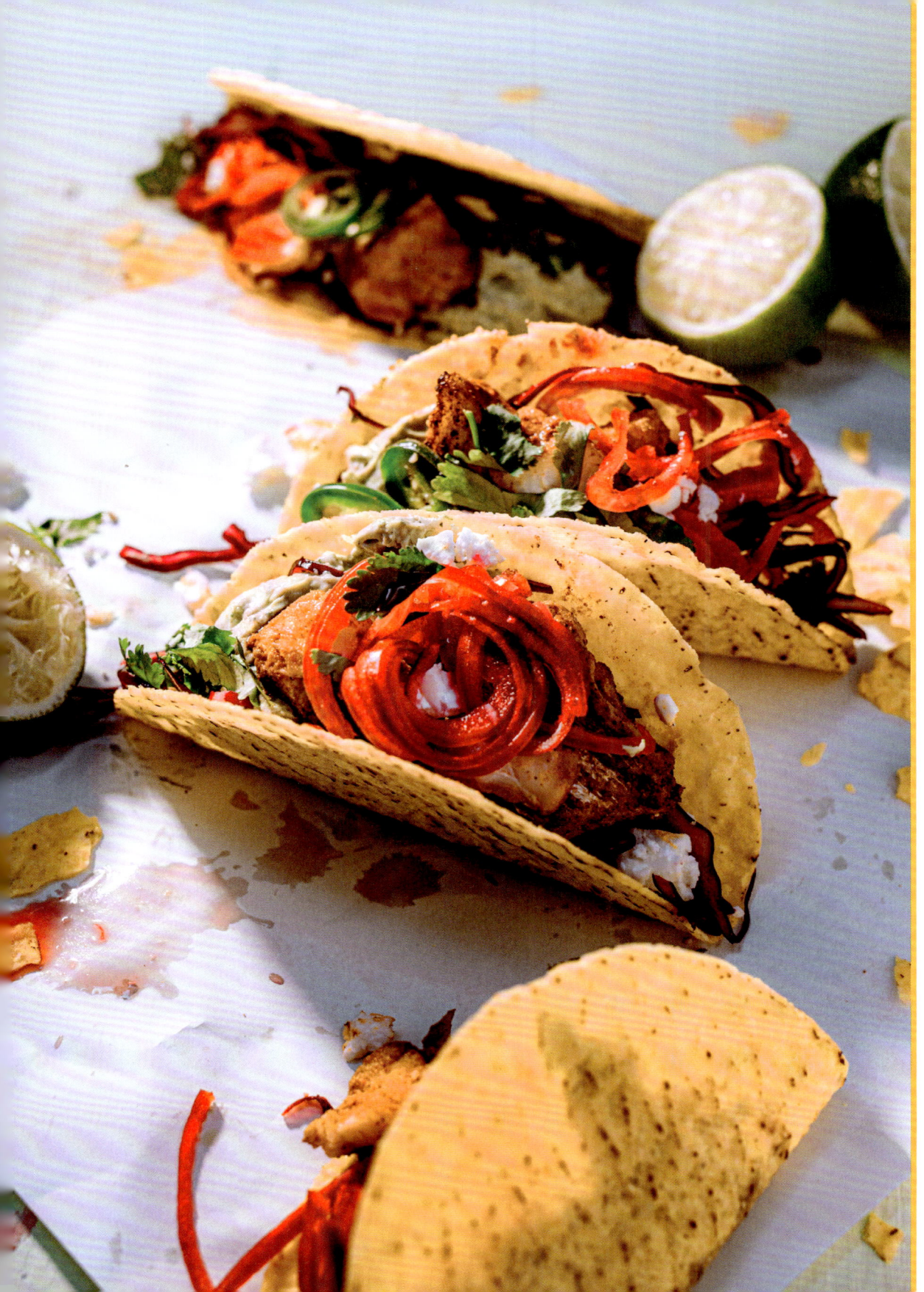

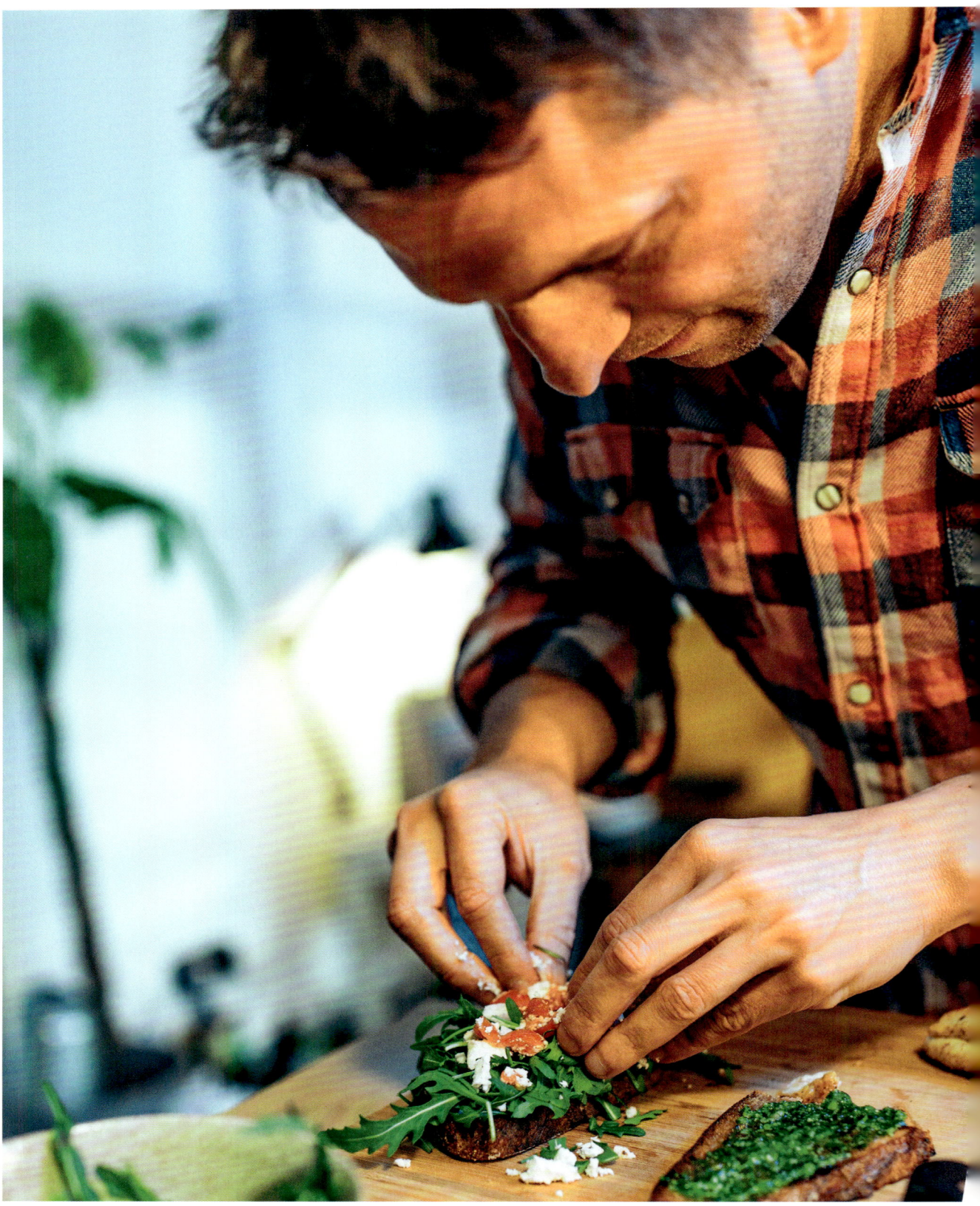

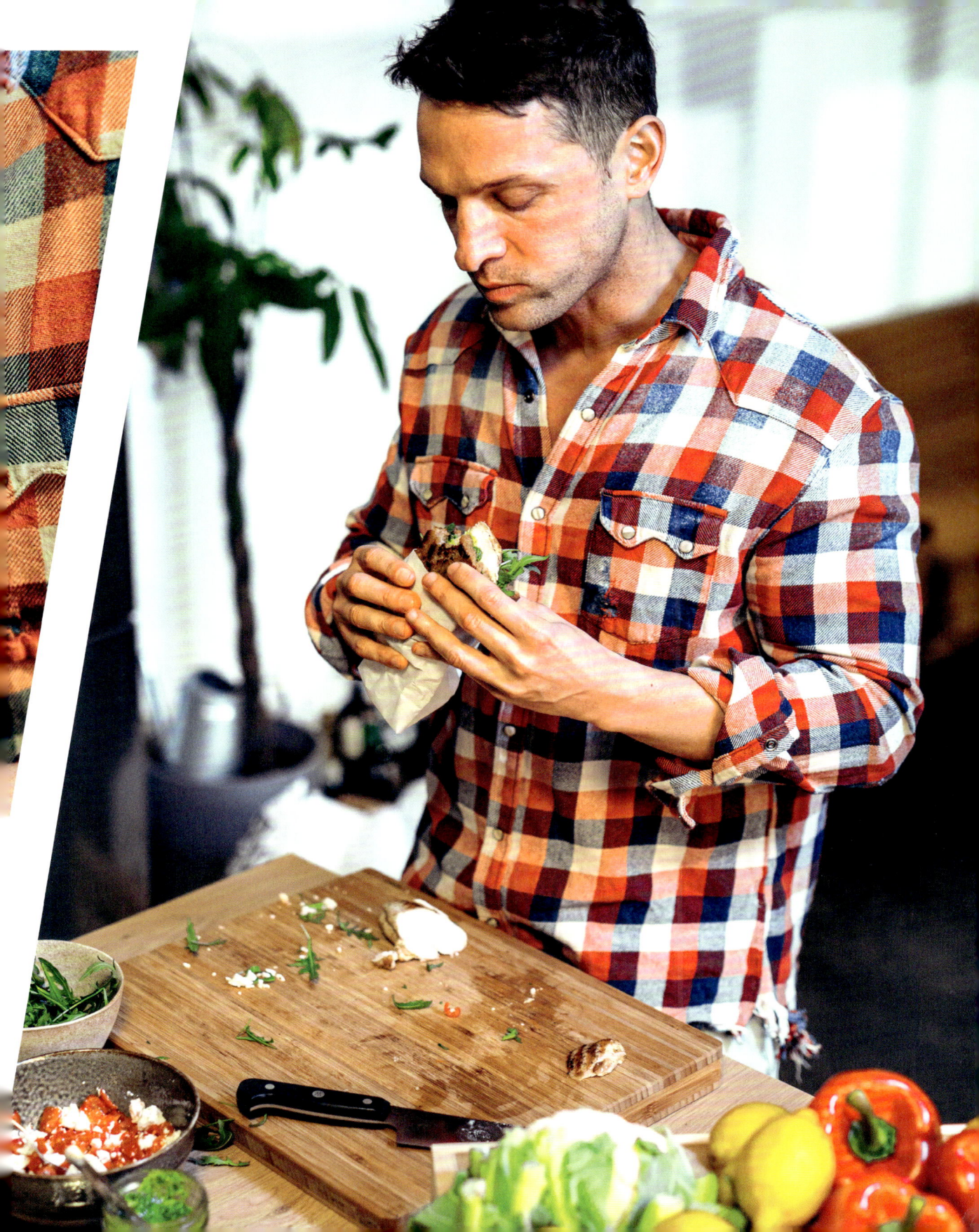

HÄHNCHENSANDWICH

MIT ZIEGENKÄSE UND PESTO

4 PERSONEN

Pro Person: 1030 kcal,
58 g EW, 54 g F, 73 g KH

ZUBEREITUNGSZEIT CA. 20 MINUTEN

4 Hähnchenbrustfilets
  (Gesamtgewicht 450 g)
Salz
2 EL Olivenöl
1 Grundrezept Pesto verde
  (siehe S. 70)

120 g Ziegenkäse
8 Cocktailtomaten
2–3 Bund Rucola
4 EL Aceto balsamico
8 Scheiben Sauerteigbrot
  (à ca. 1 cm Dicke)

- Den Backofen auf 160 °C vorheizen.

- Die Hähnchenbrustfilets waschen, trocken tupfen und salzen. In etwas Olivenöl in einer ofenfesten (Grill-)Pfanne auf beiden Seiten so lange braten, bis Röstaromen entstehen. Im Ofen auf der mittleren Schiene etwa 10 Minuten fertig garen.

- In der Zwischenzeit das Pesto zubereiten.

- Ziegenkäse zerkrümeln. Tomaten waschen und klein schneiden. Beides mischen. Rucola verlesen, waschen und trocken schleudern, grobe Stiele entfernen. Mit Essig marinieren.

- Die Pfanne auswischen und die Brotscheiben im übrigen Olivenöl auf beiden Seiten knusprig braten, dann herausnehmen.

- Gegartes Hähnchenfleisch in dünne, schräge Tranchen schneiden. Die Brotscheiben mit dem Pesto bestreichen.

- Vier Scheiben mit dem Rucola belegen, die Hähnchenscheiben und die Ziegenkäse-Tomaten-Mischung darauf verteilen. Die restlichen Brotscheiben daraufsetzen.

- Die Sandwiches einzeln fest in Pergamentpapier wickeln und in der Mitte auseinanderschneiden.

- Entweder gleich aufessen oder zum Mitnehmen in eine Lunchbox füllen.

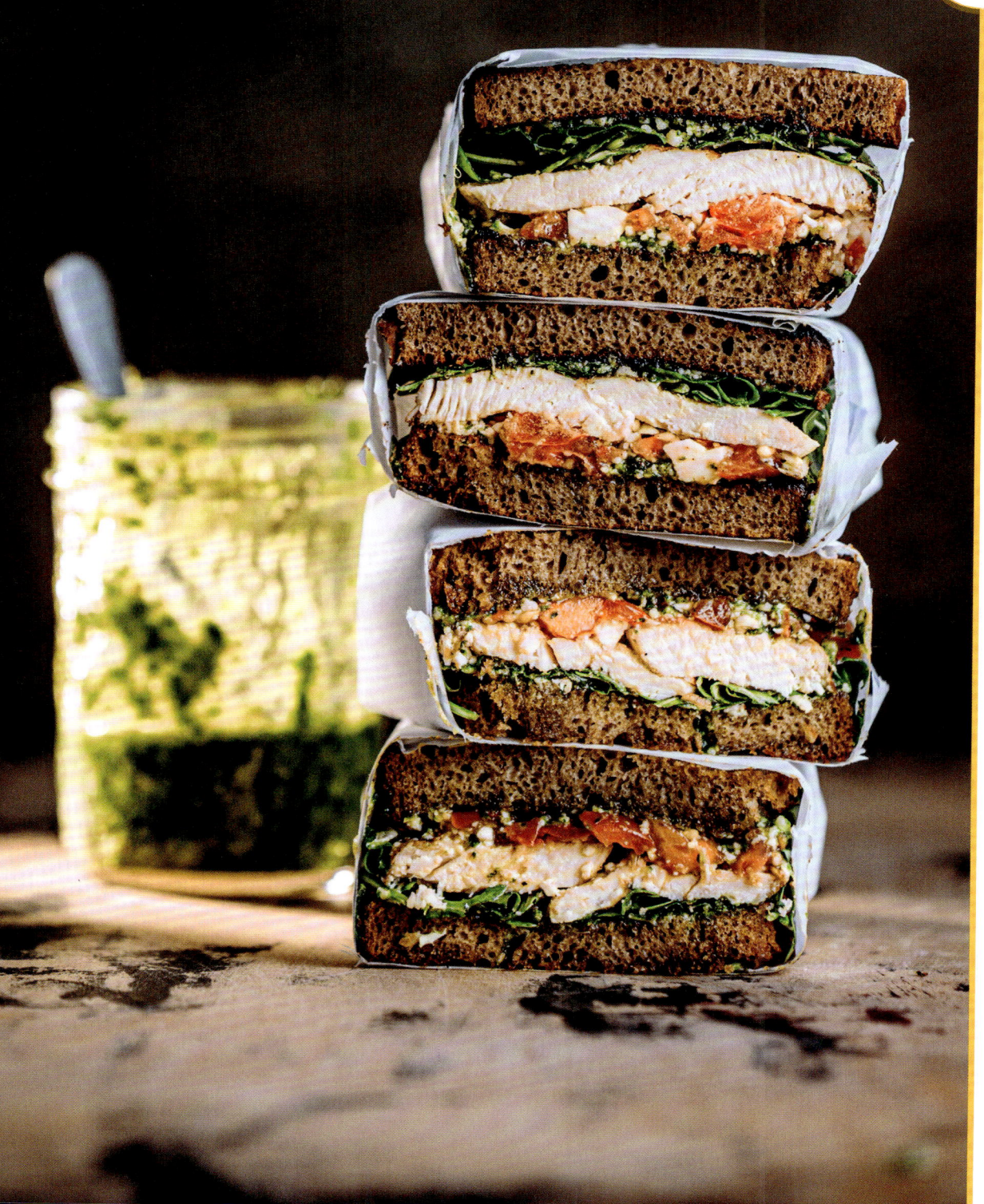

BEEF TATAKI VOM ENTRECÔTE

MIT SÜSSSAUREN GURKEN

4 PERSONEN

Pro Person: 510 kcal,
41 g EW, 34 g F, 7 g KH

ZUBEREITUNGSZEIT CA. 25 MINUTEN

FÜR DIE SÜSSSAUREN GURKEN:

1 Bio-Salatgurke
Salz
½ Kopf Friséesalat
1 EL Misopaste
2–3 EL Reisessig
½ TL geriebener Ingwer
½ geriebene Knoblauchzehe
2 EL dunkles Sesamöl
2 EL Maiskeimöl
2 EL Naturjoghurt
1 TL helle Sesamsamen

FÜR DAS BEEF:

600 g Entrecôte
Salz • 1 EL Olivenöl
1 Zwiebel
4 EL Reisessig
4 EL Maiskeimöl
4 EL Sesamöl
200 ml Sojasauce
1 TL brauner Zucker
1 TL mittelscharfer Senf
1 Msp. geriebener Ingwer
Pfeffer aus der Mühle

- Für die süßsauren Gurken die Gurke waschen, in Scheiben hobeln und mit etwas Salz marinieren. Nach etwa 10 Minuten in einem sauberen Küchentuch gut ausdrücken, sodass das Wasser größtenteils aus den Scheiben heraustritt.

- Den Friséesalat verlesen, waschen, trocken schleudern und fein zupfen. Misopaste, Essig, Ingwer und Knoblauch, beide Ölsorten sowie Joghurt und etwas Salz in einer Schüssel zu einem Dressing verrühren.

- Für das Beef das Entrecôte in 4 gleich große Stücke schneiden, salzen und in einer Pfanne im Olivenöl auf beiden Seiten je etwa 1 Minute scharf anbraten, sodass Röstaromen entstehen. Herausnehmen und ruhen lassen.

- Für das Tataki-Dressing die Zwiebel schälen und in feine Würfel schneiden. In einer Schüssel mit Essig, beiden Ölsorten, Sojasauce, etwas Wasser, Zucker, Senf und Ingwer zu einer Marinade verrühren.

- Das Fleisch in dünne Scheiben schneiden, auf flachen Tellern der Länge nach auflegen und mit Pfeffer würzen. Das Tataki-Dressing darüber verteilen.

- Die Gurkenscheiben mit dem Friséesalat mischen, mit dem Dressing marinieren und auf dem Fleisch anrichten. Mit Sesam bestreuen.

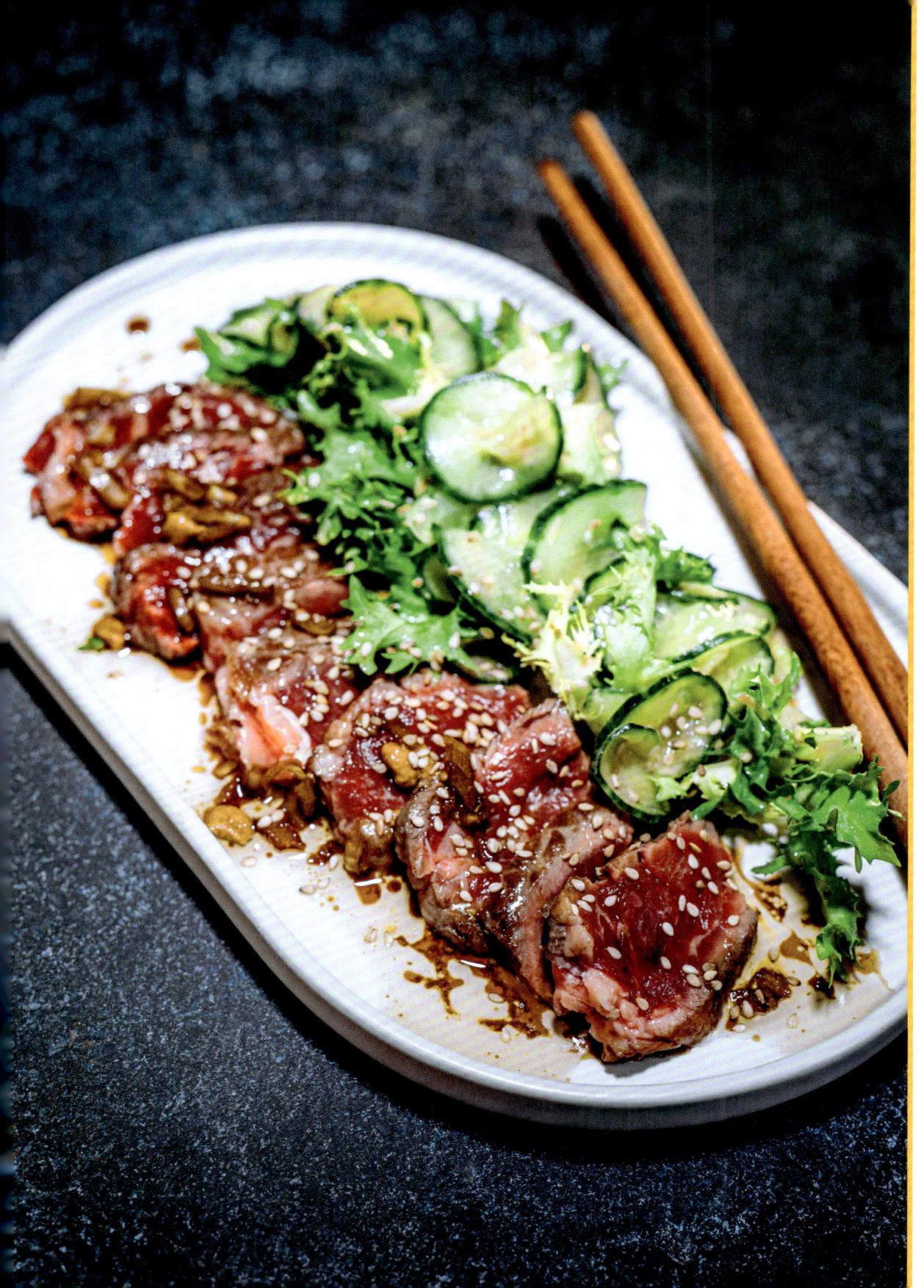

KRÄUTER-BRATHÄHNCHEN

MIT RISI-BISI

4 PERSONEN

Pro Person: 810 kcal,
56 g EW, 40 g F, 55 g KH

ZUBEREITUNGSZEIT CA. 20 MINUTEN · BRATZEIT CA. 1½ STUNDEN

FÜR DAS BRATHÄHNCHEN:
1 küchenfertiges Hähnchen
   (ca. 1½ kg)
2 Zweige Rosmarin
1 EL Thymianblättchen
1 TL schwarze Pfefferkörner
Salz • 4 EL Olivenöl
2 Bio-Zitronen

1 Bio-Orange
1 Knoblauchknolle
Pfeffer aus der Mühle
   (nach Belieben)

FÜR DAS RISI-BISI:
180 g tiefgekühlte Zuckererbsen
   (kleine Erbsen)
250 g Langkornreis • Salz
3 EL Butter

• Für das Brathähnchen den Backofen auf 190 °C vorheizen. Das Hähnchen innen und außen gut waschen und trocken tupfen.

• Rosmarin waschen, trocken tupfen und von 1 Zweig die Nadeln abzupfen. Rosmarinnadeln, Thymian, Pfefferkörner sowie etwas Salz im Mixer grob mixen und diese Gewürzmischung mit etwa 2 EL Olivenöl zu einer Paste verrühren.

• Die Zitrusfrüchte heiß waschen und trocken reiben. Die Orange vierteln, die Zitronen je nach Größe halbieren oder vierteln. Beides mit dem Rosmarinzweig in das Huhn geben. Das Huhn rundum mit der Gewürzpaste bestreichen.

• Das restliche Olivenöl in einen Bräter geben und das Hähnchen hineinsetzen. Die Knoblauchknolle einmal halbieren und ebenfalls in den Bräter geben.

• Das Hähnchen im Ofen auf der mittleren Schiene ohne Deckel 75 bis 90 Minuten (je nach Größe) braten. Nach Belieben noch mit Salz und Pfeffer würzen.

• Inzwischen für das Risi-Bisi die Erbsen auftauen lassen.

• Den Reis in ½ l leicht gesalzenem Wasser garen, bis die Flüssigkeit vollkommen aufgesogen ist. Reis mit einer Gabel auflockern und die Erbsen darunterheben.

• Risi-Bisi mit Butter verfeinern und mit Salz würzen. Zum Kräuter-Brathähnchen servieren.

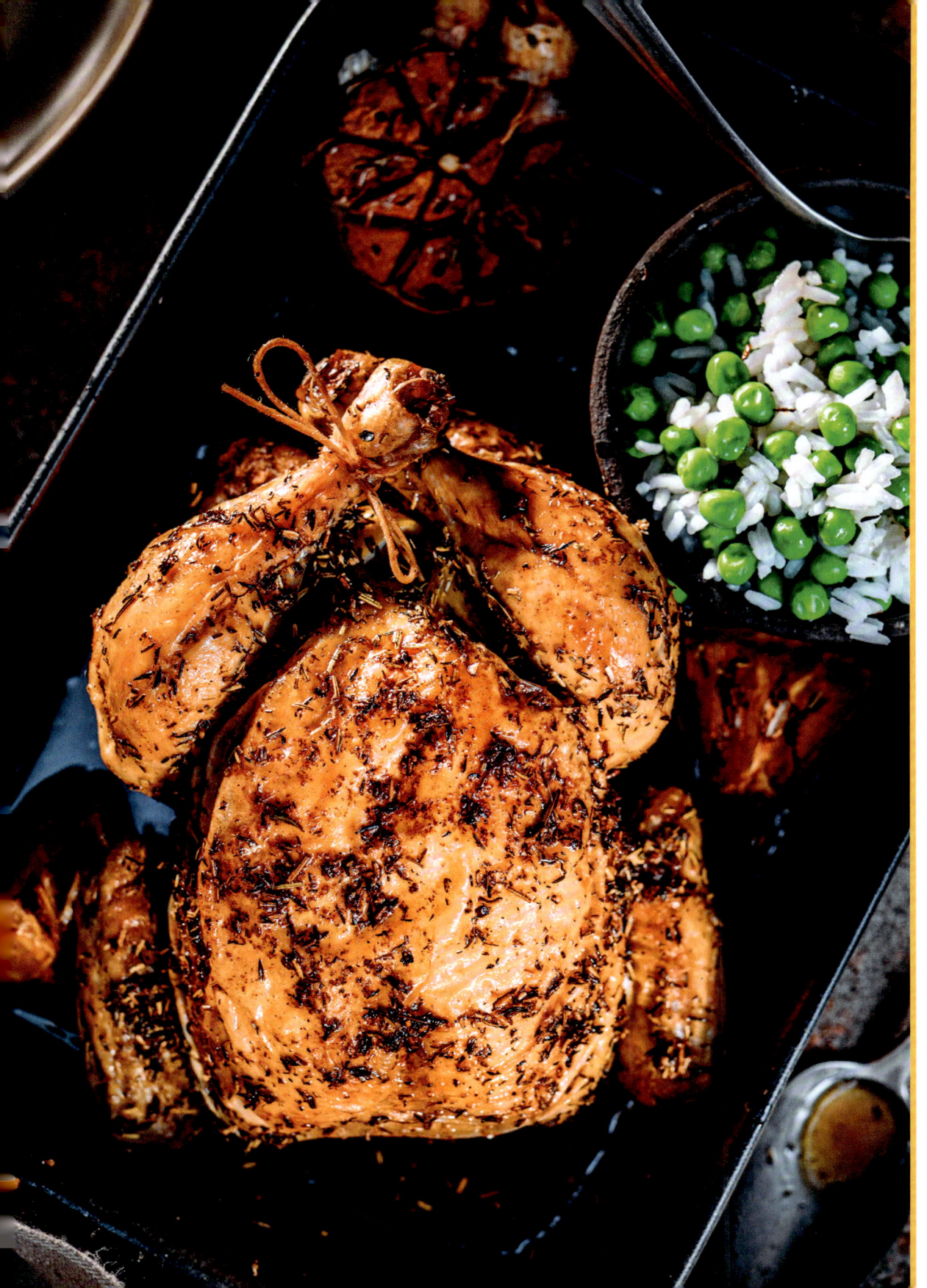

OVERNIGHT OATS

MIT FRISCHEN FRÜCHTEN

4 PERSONEN

Pro Person: 710 kcal,
15 g EW, 37 g F, 71 g KH

ZUBEREITUNGSZEIT CA. 10 MINUTEN · ZIEHZEIT CA. 12 STUNDEN

4 frische Datteln
200 ml Mandeldrink
100 g Haferflocken
2 EL Chiasamen
100 g Kokosraspel
½ TL Zimtpulver
2 EL Ahornsirup
Meersalz oder Himalaya-Salz

100 g veganer Kokosjoghurt
2 Bananen
100 g Heidelbeeren
150 g Granola (siehe
  Grundrezept S. 98)
3–4 EL Mandelbutter
  (aus dem Glas)

• Am Vortag die Datteln entsteinen und mit dem Mandeldrink mixen. Haferflocken und Chiasamen in einer Schüssel mit dem Dattel-Drink übergießen. Die Kokosraspel in einer Pfanne ohne Fett goldgelb rösten und ebenfalls dazugeben.

• Alles mit Zimt und Ahornsirup nach Geschmack abschmecken, 1 Prise Salz dazugeben und über Nacht zugedeckt im Kühlschrank ziehen lassen.

• Am nächsten Tag (bei großem Hunger geht es auch schon nach 4 Stunden) mit dem Kokosjoghurt zur gewünschten Konsistenz anrühren (sollte schön cremig sein) und die Overnight Oats auf Schälchen verteilen.

• Die Bananen schälen, in feine Scheiben schneiden und in einer Reihe auf die Oats legen. Die Heidelbeeren verlesen, waschen, trocken tupfen und ebenfalls in einer Reihe darauf anrichten. Das Granola in einer dritten Reihe darauf verteilen. Alles mit der Mandelbutter beträufeln.

▶ **Wenn du kein Veganer bist, kannst du statt Ahornsirup auch Honig nehmen.**

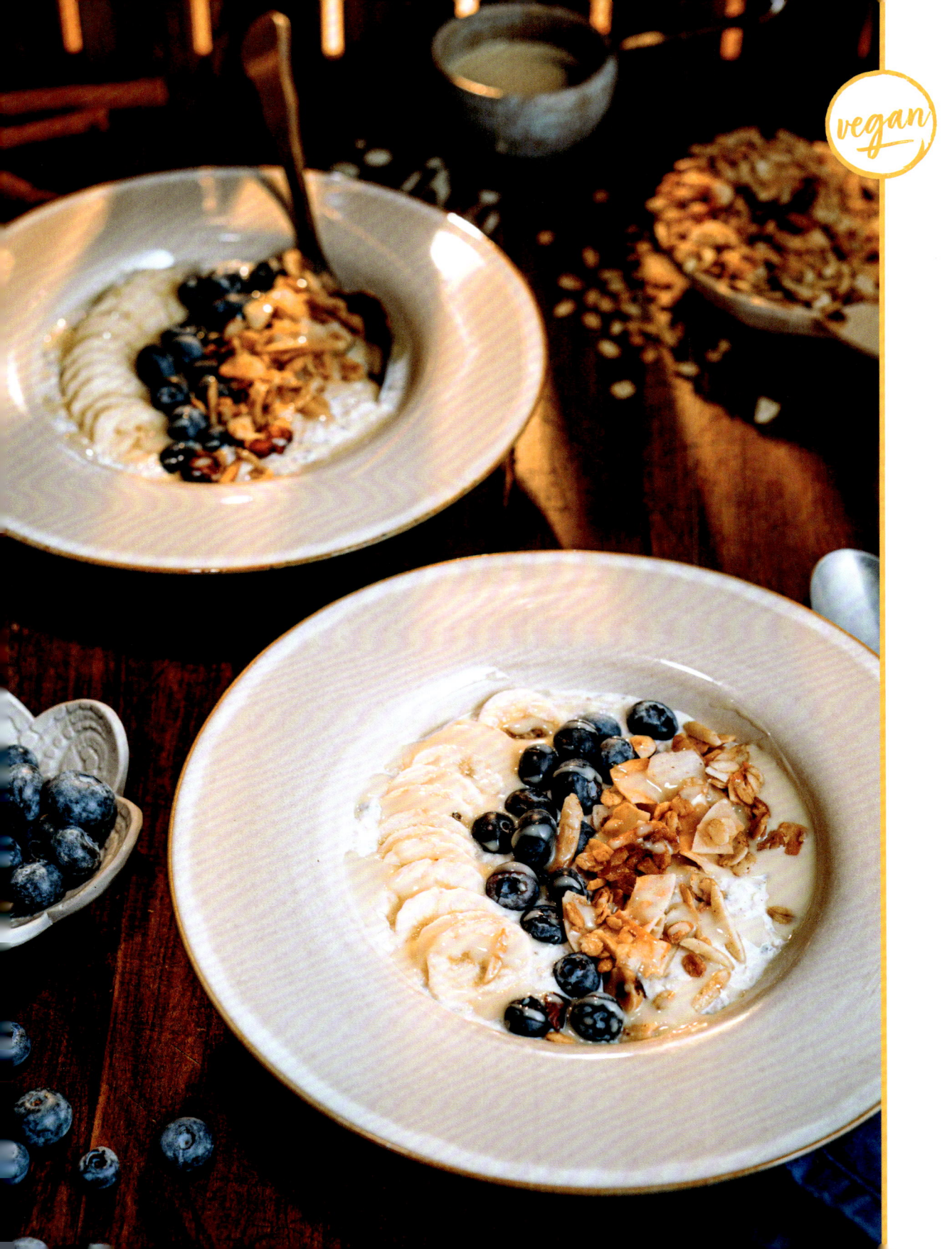

vegan

SÜSSE GRIESSNOCKEN

MIT KARAMELLISIERTEN ÄPFELN UND SABAYON

4 PERSONEN

Pro Person: 700 kcal,
17 g EW, 24 g F, 96 g KH

ZUBEREITUNGSZEIT CA. 30 MINUTEN · QUELLZEIT MIND. 30 MINUTEN

FÜR DIE GRIESSNOCKEN:
250 g Topfen (Speisequark;
    20 % oder 40 % Fett)
4 EL Hartweizengrieß
2 EL neutrales Öl
ca. 4 EL Zucker
Salz
30 g Butter
200 g Semmelbrösel
½ TL Zimtpulver
Puderzucker zum Bestäuben

FÜR DIE ÄPFEL:
3 Äpfel
1½ EL Butter
1 Zimtstange
ca. 2 EL Zucker (je nach
    Säuregrad der Äpfel)
Saft von ½ Orange

FÜR DAS SABAYON:
3 Eigelb
60 g Zucker
130 ml trockener Weißwein

• Für die Grießnocken Quark und Grieß in einer Schüssel glatt rühren. Das Öl und etwa 3 EL Zucker dazugeben und die Masse mindestens 30 Minuten im Kühlschrank quellen lassen.

• Inzwischen für die karamellisierten Äpfel die Äpfel schälen, vierteln, entkernen und in Stücke schneiden. In einer Pfanne 1 EL Butter erhitzen, die Apfelstücke mit der Zimtstange dazugeben und kurz braten. Den Zucker dazugeben und karamellisieren. Mit dem Orangensaft und der restlichen Butter verfeinern.

• Für die Grießnocken leicht gesalzenes Wasser in einem Topf zum Kochen bringen. Mithilfe von zwei Esslöffeln aus der Masse Nocken formen und diese ins siedende Wasser geben.

• Sobald sie an der Oberfläche schwimmen, etwa 7 Minuten garen lassen. Mit einem Schaumlöffel herausnehmen und abtropfen lassen.

• Die Butter in einer Pfanne erhitzen und einmal kräftig aufschäumen lassen. Brösel dazugeben und unter ständigem Rühren rösten. Kurz bevor die Brösel goldbraun werden, den Zimt hinzufügen. Die Pfanne vom Herd nehmen und restlichen Zucker einrieseln lassen. Die fertigen Nocken darin wälzen.

• Für das Sabayon die Eigelbe mit dem Zucker und dem Wein in eine Schüssel geben und über dem heißen Wasserbad mit einem Schneebesen vorsichtig aufschlagen, bis ein cremiger Weinschaum entsteht.

• Die süßen Grießnocken mit den karamellisierten Äpfeln und dem Sabayon anrichten und mit Puderzucker bestäuben.

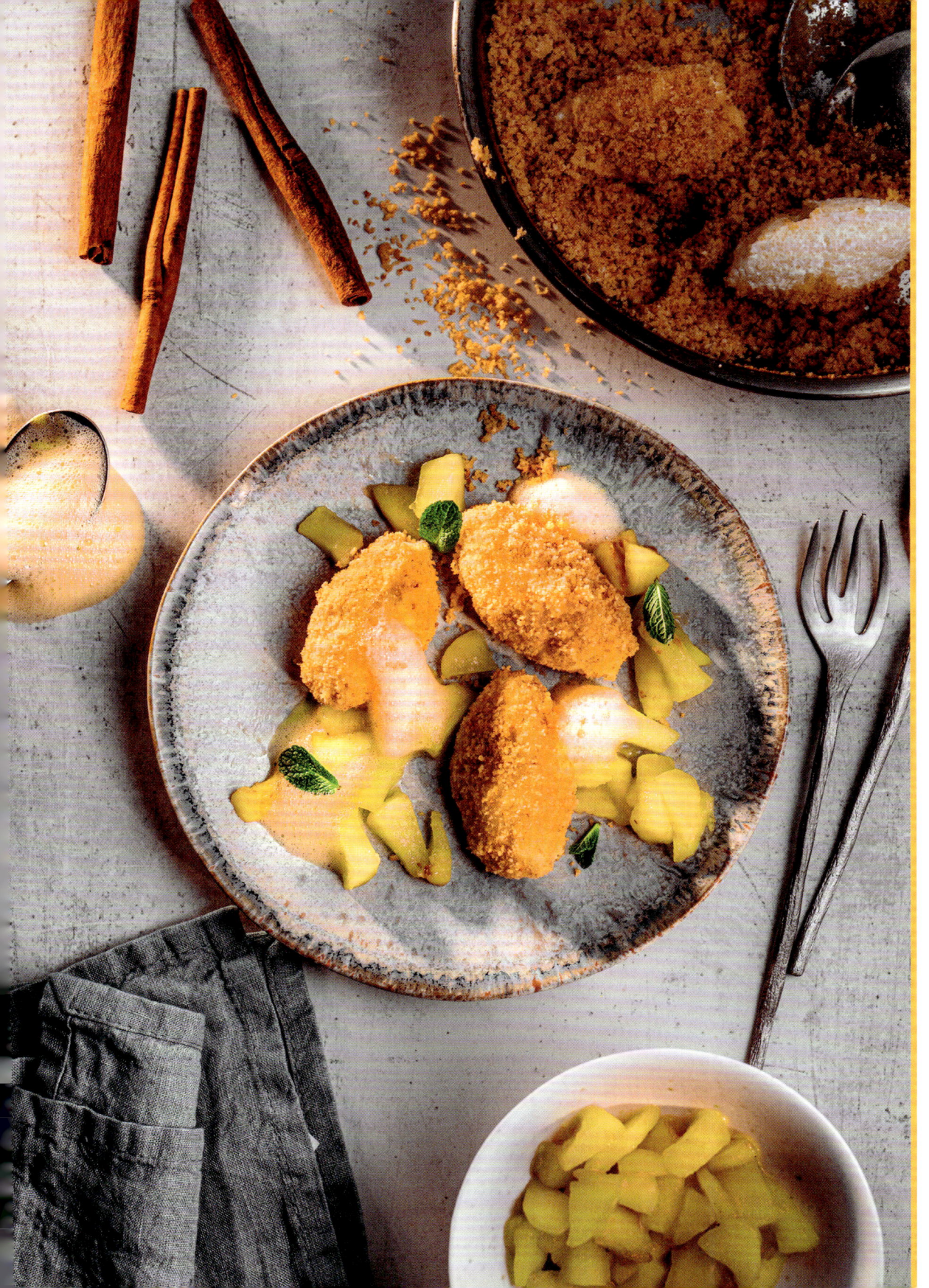

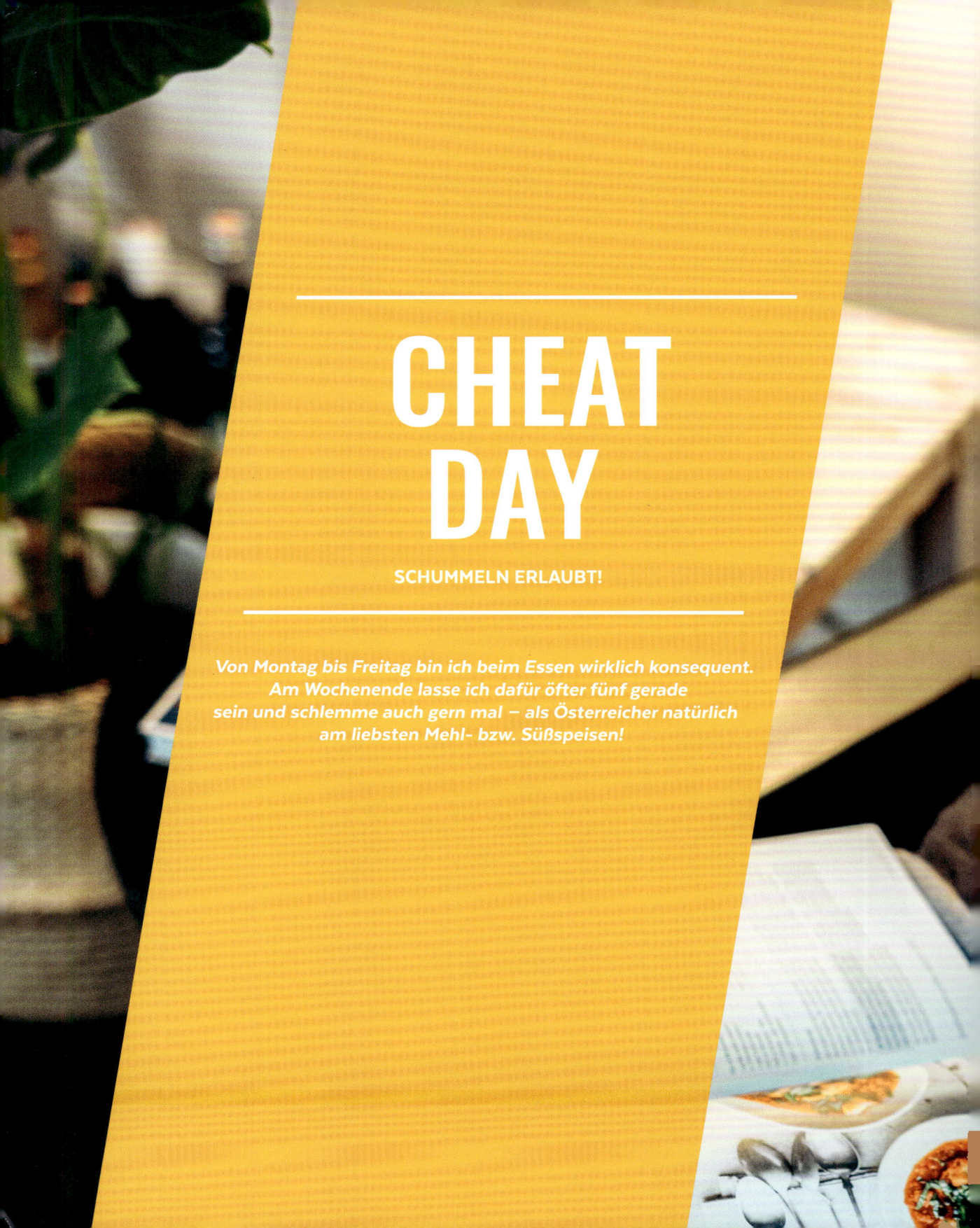

CHEAT DAY

SCHUMMELN ERLAUBT!

Von Montag bis Freitag bin ich beim Essen wirklich konsequent.
Am Wochenende lasse ich dafür öfter fünf gerade
sein und schlemme auch gern mal – als Österreicher natürlich
am liebsten Mehl- bzw. Süßspeisen!

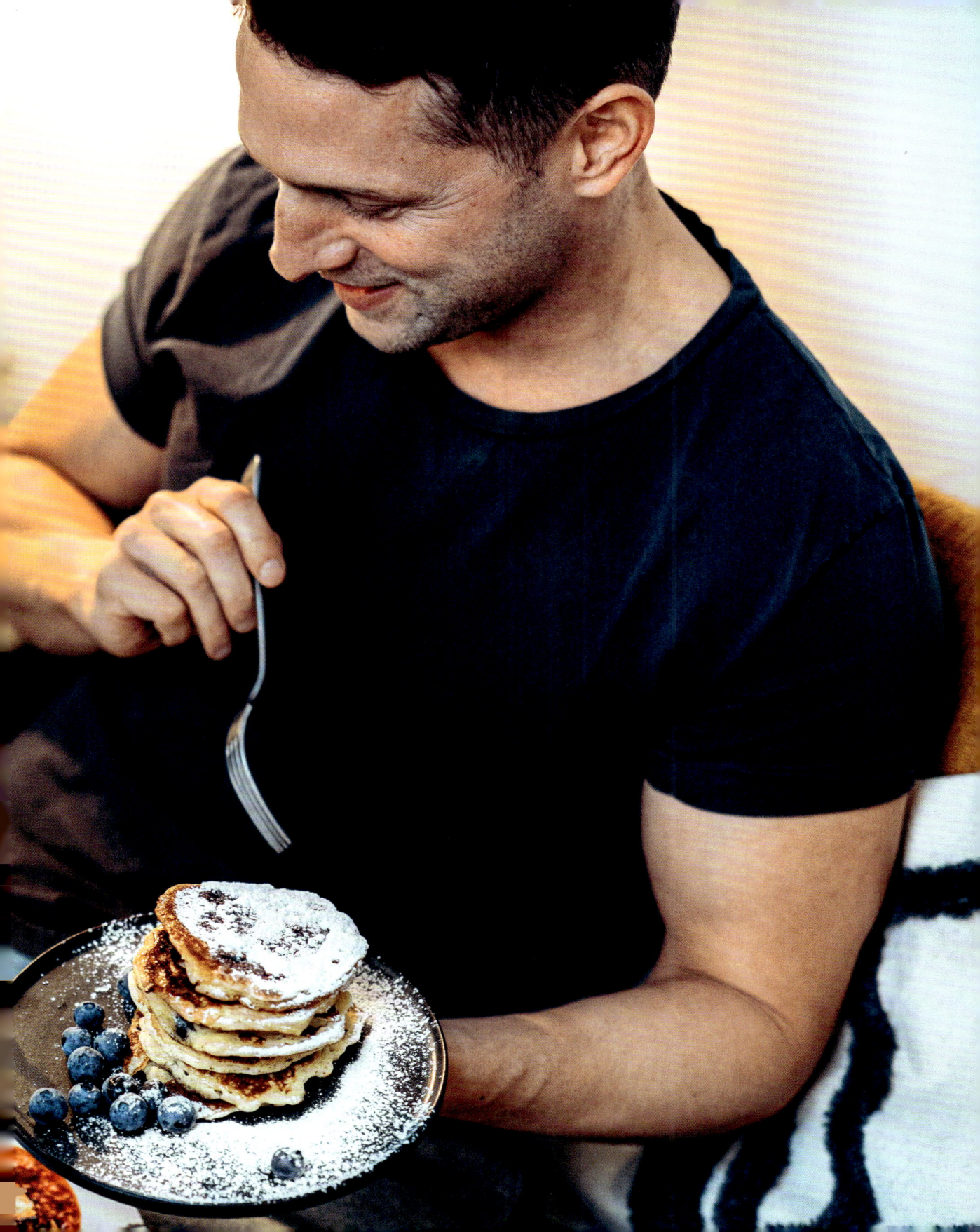

PROTEIN-SPAGHETTI-

CARBONARA

4 PERSONEN

**Pro Person: 990 kcal,
35 g EW, 62 g F, 72 g KH**

ZUBEREITUNGSZEIT CA. 15 MINUTEN

400 g Spaghetti
Salz
120 g Parmesan (am Stück)
4 Eier
2 Eigelb
Pfeffer aus der Mühle

250 g Speck (z.B. Pancetta;
   am Stück)
1 EL Olivenöl
1 Knoblauchzehe

- Die Spaghetti in reichlich kochendem Salzwasser nach Packungsanweisung bissfest garen.

- In der Zwischenzeit den Parmesan fein reiben und 100 g davon in einer Schüssel mit den Eiern, den Eigelben und etwas Pfeffer verrühren.

- Die Haut vom Speck entfernen und den Speck in feine Würfel schneiden.

- Das Olivenöl in einer großen Pfanne erhitzen und den Speck darin anbraten. Den Knoblauch schälen, in feine Würfel schneiden und bei mittlerer Hitze kurz mitbraten.

- Die Pasta in ein Sieb abgießen, sofort in die Pfanne geben und leicht umrühren.

- Dann die Eier-Parmesan-Mischung vorsichtig in die Pfanne schütten und untermischen. Wichtig ist dabei, dass die Hitze hier nicht zu hoch ist, da die Eier sonst stocken.

- Die Spaghetti Carbonara auf Tellern anrichten und mit dem restlichen Parmesan und frisch gemahlenem Pfeffer bestreuen.

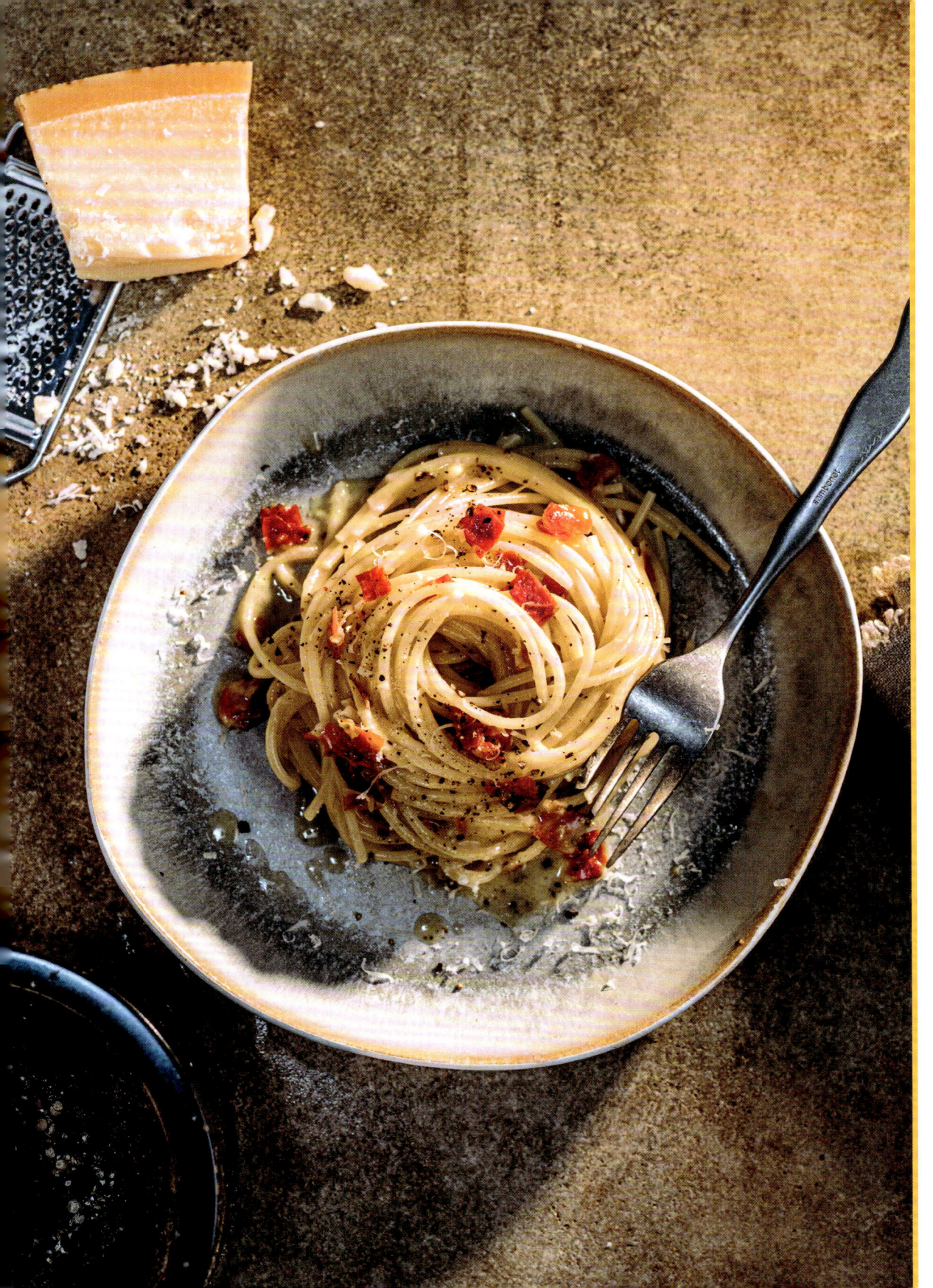

MAC 'N' CHEESE

MIT PETERSILIENBRÖSELN

4 PERSONEN

Pro Person: 770 kcal,
36 g EW, 37 g F, 69 g KH

ZUBEREITUNGSZEIT CA. 25 MINUTEN · GRATINIERZEIT CA. 20 MINUTEN

FÜR DIE KÄSENUDELN:

Butter für die Form
230 g Maccheroni
Salz
120 g Mozzarella
120 g Cheddar (am Stück)
120 g Parmesan (am Stück)
2 Zwiebeln

2 Knoblauchzehen
3 EL Butter · 2 EL Mehl
350 ml Milch
1 EL mittelscharfer Senf
frisch gemahlene Muskatnuss
½ TL Cayennepfeffer
2 EL Thymianblättchen
Pfeffer aus der Mühle

FÜR DIE PETERSILIENBRÖSEL:

¼ Bund Petersilie
1 TL Butter
100 g Semmelbrösel

- Für die Käsenudeln den Backofen auf 180 °C vorheizen. Eine Auflaufform einfetten.

- Die Maccheroni in leicht versalzenem Wasser sehr bissfest garen (die Hälfte der auf der Packung angegebenen Kochzeit). In ein Sieb abgießen, dabei etwas Kochwasser auffangen und beiseitestellen.

- Alle Käsesorten in gleich feine Raspel reiben, ein Drittel der Raspel (etwa 120 g) auf einem Teller beiseitestellen. Zwiebeln und Knoblauch schälen und in feine Würfel schneiden.

- Die Butter in einem Topf erhitzen, Zwiebeln und Knoblauch darin glasig dünsten. Jetzt das Mehl dazugeben und kurz anschwitzen, dann mit einem Schneebesen nach und nach die Milch einrühren und so lange köcheln, bis eine cremig gebundene Béchamelsauce entsteht. Den Senf einrühren. Sollte die Béchamel zu dick sein, mit etwas Nudelwasser verdünnen.

- Wenn das Mehl ausgekocht ist, die Béchamelsauce mit Muskatnuss und Cayennepfeffer würzen und nach und nach die Käseraspel zur

Sauce geben. Die Béchamelsauce mit Salz und Pfeffer würzen und die Maccheroni unter die Käsesauce rühren. Noch einmal abschmecken und den Thymian dazugeben.

- Käsenudeln in der Form verteilen, mit dem restlichen Käse bestreuen und im Ofen auf der mittleren Schiene 15 bis 20 Minuten gratinieren.

- Für die Petersilienbrösel die Petersilie waschen und trocken tupfen, Blätter abzupfen und fein hacken. Die Butter in einer Pfanne aufschäumen, die Brösel dazugeben und so lange rösten, bis sie schön goldbraun sind. Vom Herd nehmen und die Petersilie untermischen.

- Die Mac 'n' Cheese auf Tellern anrichten und mit den Petersilienbröseln bestreut servieren.

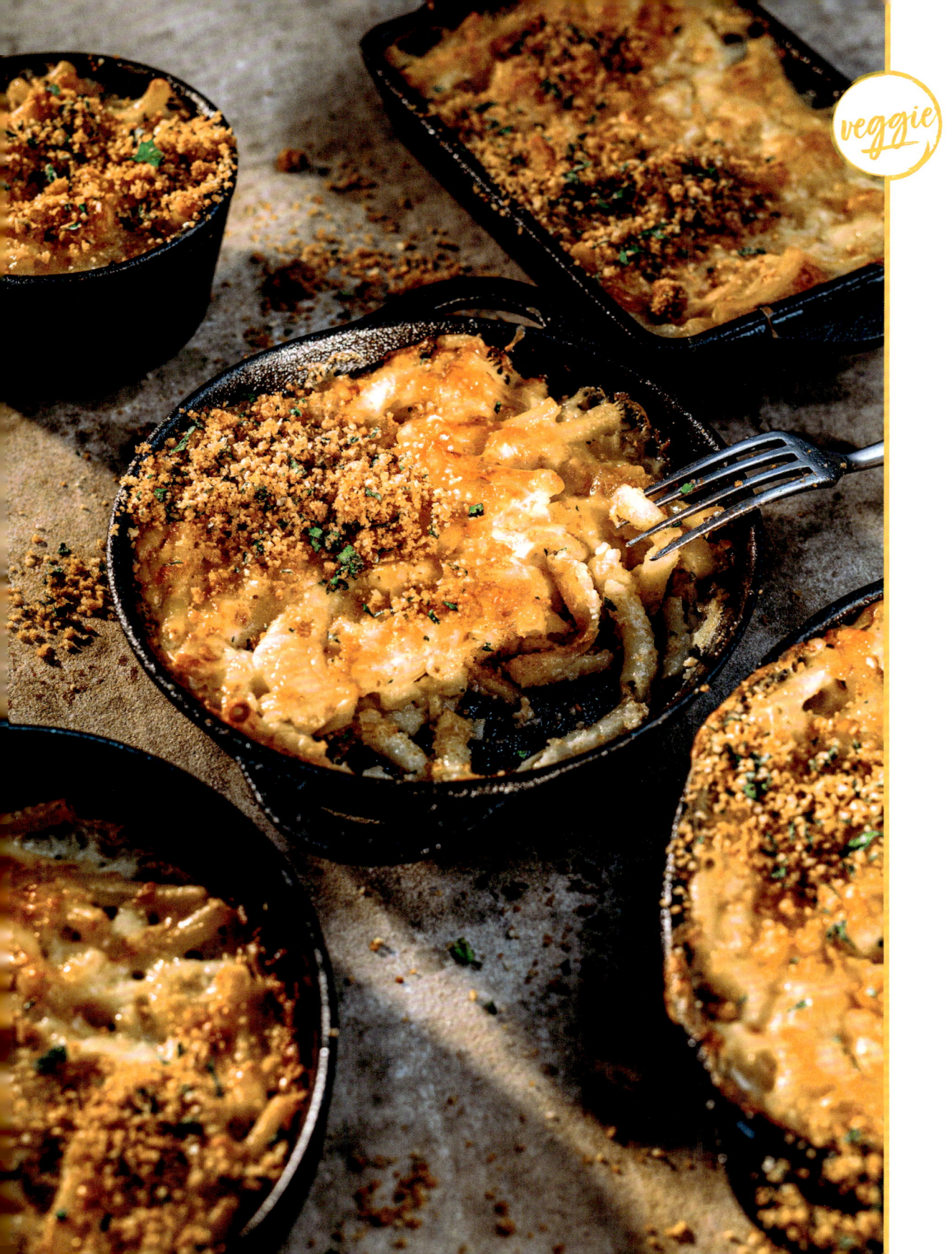

GRATINIERTE PILZ-CANNELLONI

4 PERSONEN

Pro Person: 640 kcal,
34 g EW, 35 g F, 45 g KH

ZUBEREITUNGSZEIT CA. 25 MINUTEN · GARZEIT MIND. 30 MINUTEN · GRATINIERZEIT CA. 40 MINUTEN

500 g gemischte Pilze
   (z.B. Champignons, Stein-
   pilze und Kräuterseitlinge)
½ Bund Thymian
1 Bund Basilikum
2 Schalotten

2 Knoblauchzehen
3 EL Olivenöl
Salz • Pfeffer aus der Mühle
1 große Dose geschälte
   Tomaten (800 g)
Zesten von 1 Bio-Zitrone
50 g Parmesan (am Stück)
250 g Ricotta

1 Ei
200 g Cannelloni
250 g Mozzarella

• Die Pilze gut putzen und in kleine Stücke schneiden. Den Thymian und das Basilikum waschen und trocken schütteln, die Blätter abzupfen. Basilikum fein hacken. Schalotten und Knoblauch schälen und in feine Würfel schneiden.

• In einer Pfanne 1 EL Olivenöl erhitzen und die Pilze darin scharf anbraten. Mit Salz und Pfeffer würzen und den Thymian untermischen. Pilze auf einem Teller beiseitestellen.

• In derselben Pfanne wieder etwas Olivenöl erhitzen, Schalotten darin glasig andünsten. Den Knoblauch und die Dosentomaten dazugeben und die Tomaten mit einem Kochlöffel grob zerteilen. Bei mittlerer Hitze mindestens 30 Minuten einköcheln lassen.

• Tomatensauce mit Salz und Pfeffer kräftig würzen und mit der Hälfte des Basilikums und den Zitronenzesten verfeinern.

• Inzwischen den Backofen auf 180 bis 200 °C vorheizen. Parmesan fein reiben, in einer Schüssel mit dem Ricotta und dem Ei verrühren und anschließend vorsichtig die Pilze untermischen. Die Masse mit Salz und Pfeffer kräftig würzen.

• Die Cannelloni mit der Pilz-Ricotta-Mischung füllen und nebeneinander in eine Auflaufform einschichten. Die Tomatensauce darübergießen. Den Mozzarella in Scheiben oder grobe Stücke schneiden und auf die Cannelloni legen. Zuletzt mit dem restlichen Olivenöl beträufeln und im Ofen auf der mittleren Schiene 30 bis 40 Minuten gratinieren.

• Die Cannelloni zum Servieren mit dem restlichen Basilikum bestreuen.

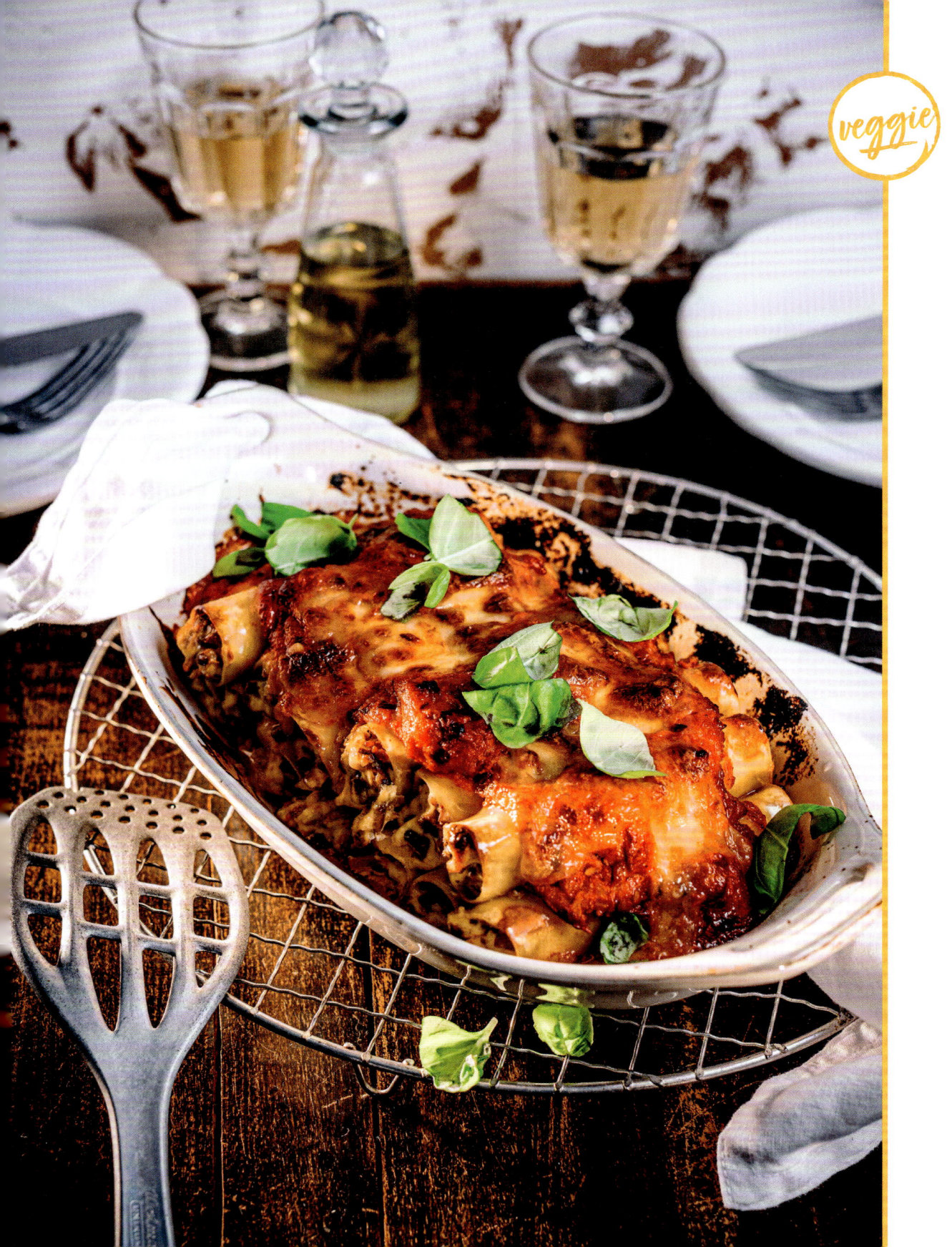

KRÄUTER-RINDERFILET

MIT CAJUN-SÜSSKARTOFFELN

4 PERSONEN

Pro Person: 1330 kcal,
48 g EW, 107 g F, 44 g KH

ZUBEREITUNGSZEIT CA. 40 MINUTEN · GARZEIT CA. 30 MINUTEN

FÜR DIE SÜSSKARTOFFELN:
4 kleine Süßkartoffeln
4 EL Olivenöl
Salz • Pfeffer aus der Mühle
Cajungewürz
1 EL Honig
2 Knoblauchzehen
3 EL Butter

FÜR DAS RINDERFILET:
2 Zweige Rosmarin
800 g Rinderfilet • Salz
2 EL Olivenöl
3 Knoblauchzehen
100 g Butter
1 Zweig Thymian
1 Zweig Majoran
je ¼ Bund Petersilie und
   Schnittlauch
2 EL Dijon-Senf
Pfeffer aus der Mühle

FÜR DIE SAUCE HOLLANDAISE:
250 g Butter
2–3 Eigelb
½ TL Senf
3 EL Balsamico bianco
Salz
Cayennepfeffer

• Für die Süßkartoffeln den Backofen auf 220 °C vorheizen. Ein Backblech mit Backpapier belegen.

• Die Süßkartoffeln waschen, halbieren und mit einem scharfen Messer fächerförmig einschneiden, aber nicht ganz durchschneiden (auf der Unterseite sollten sie noch zusammenhängen). Mit Olivenöl beträufeln und mit Salz, Pfeffer, Cajungewürz und Honig großzügig einreiben.

• Die Süßkartoffelfächer im Ofen auf der mittleren Schiene etwa 30 Minuten dunkelbraun rösten. Die Süßkartoffeln aus dem Ofen nehmen, mit den angedrückten Knoblauchzehen einreiben und die Butter in kleinen Stücken darauf verteilen.

• Für das Kräuter-Rinderfilet den Rosmarin waschen und trocken tupfen. Das Fleisch nur salzen und in einer Pfanne im Olivenöl rundum so lange braten, bis es Röstaromen entwickelt hat. Den angedrückten Knoblauch, den Rosmarin und die Butter dazugeben und das Fleisch bei mittlerer Hitze medium garen. Die Kerntemperatur sollte etwa 52 °C sein. Das Rinderfilet aus der Pfanne nehmen und etwa 5 Minuten ruhen lassen.

• Für die Sauce Hollandaise die Butter schmelzen, leicht auskühlen lassen und die abgesetzte Molke mit einem Löffel abschöpfen.

• Die Eigelbe mit dem Senf und dem Essig in einer Metallschüssel über dem heißen Wasserbad mit einem Schneebesen schaumig schlagen.

• Die flüssige Butter nach und nach in die Schaummasse einrühren, bis eine cremige Sauce entsteht. Sauce Hollandaise mit Salz und Cayennepfeffer würzen und warm halten.

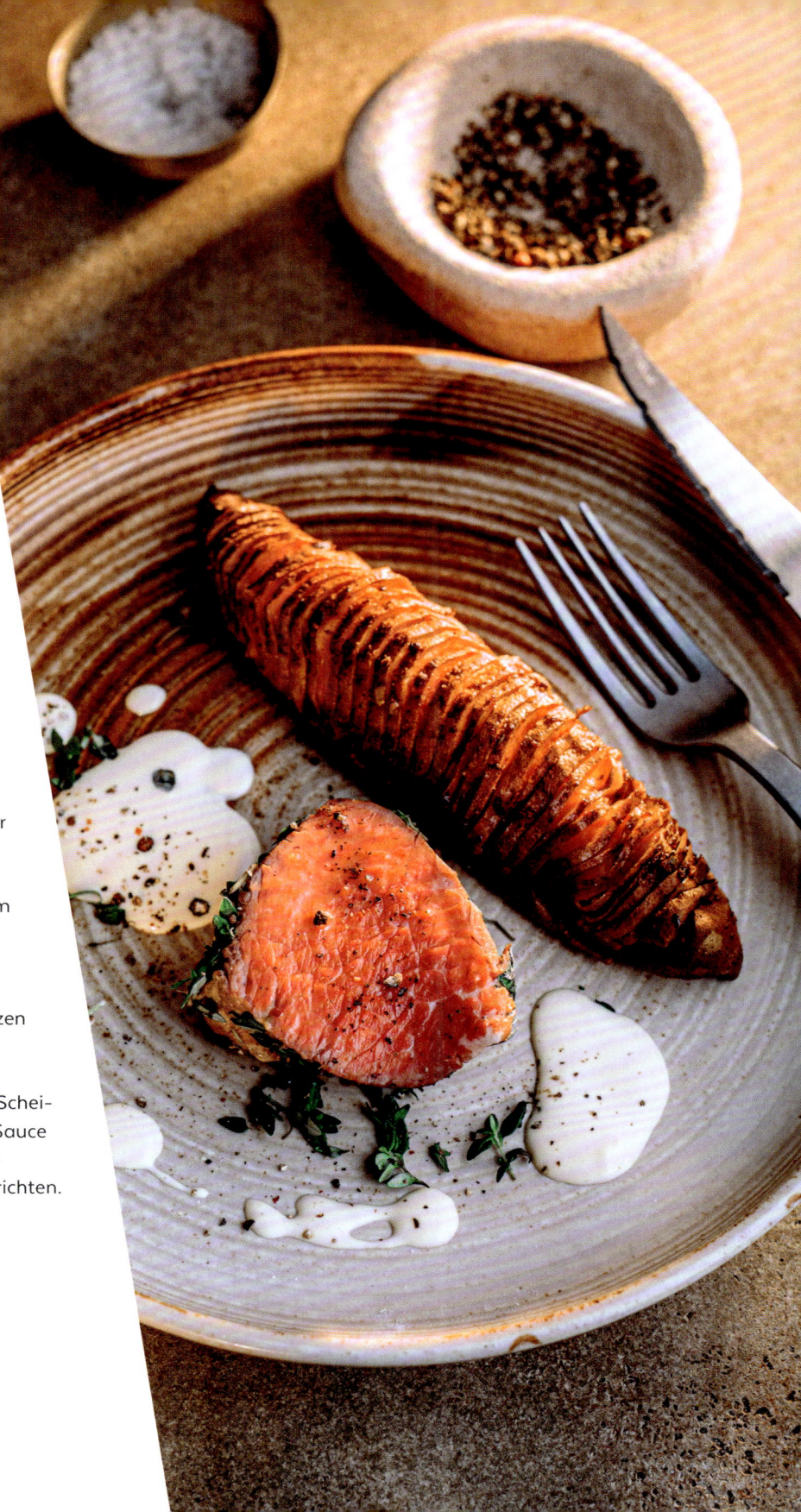

- Für das Filet die restlichen Kräuter waschen und trocken schütteln, die Blätter abzupfen und fein hacken, Schnittlauch in Röllchen schneiden. Kräuter auf einem flachen Teller mischen.

- Das Rinderfilet mit Senf bestreichen, mit Pfeffer würzen und in den Kräutern wälzen.

- Das Rinderfilet in dünne Scheiben schneiden und mit der Sauce Hollandaise und den Cajun-Süßkartoffeln auf Tellern anrichten.

CREMIGER ZIMT-MILCHREIS

MIT GERÖSTETEN PFLAUMEN

4 PERSONEN

Pro Person: 540 kcal,
14 g EW, 10 g F, 97 g KH

ZUBEREITUNGSZEIT CA. 40 MINUTEN · GARZEIT CA. 40 MINUTEN

FÜR DIE PFLAUMEN:
600 g reife Pflaumen
3 EL brauner Zucker
3 EL Apfelsaft
3 Lorbeerblätter
Puderzucker
   zum Bestäuben

FÜR DEN MILCHREIS:
1 l Milch · 1 TL Zimtpulver
abgeriebene Schale von
   je 1 Bio-Orange und
   Bio-Zitrone
4 EL Zucker
250 g Rundkornreis (Milchreis)

• Für die Pflaumen den Backofen auf 200 °C vorheizen. Ein Backblech mit Backpapier auslegen. Die Pflaumen gut waschen, halbieren und entsteinen. In einer Schüssel mit dem Zucker mischen, sodass alle Pflaumen gut mit Zucker ummantelt sind.

• Pflaumenhälften mit der Hautseite nach unten auf das Blech geben. Vorsichtig den Apfelsaft darüberträufeln und die Lorbeerblätter dazugeben. Im Ofen auf der mittleren Schiene etwa 30 Minuten backen, bis die Pflaumen weich sind. Herausnehmen und kurz abkühlen lassen.

• Für den Milchreis in einem Topf die Milch mit dem Zimt und den Zitrusschalen verrühren, den

Zucker dazugeben und alles kurz aufkochen. Danach den Reis dazugeben und bei mittlerer Hitze etwa 30 Minuten köcheln lassen, dabei immer wieder umrühren.

• Den Milchreis in tiefen Tellern oder Schalen verteilen. Die gerösteten Pflaumen samt entstandenem Sirup darauf anrichten und mit Puderzucker bestäuben.

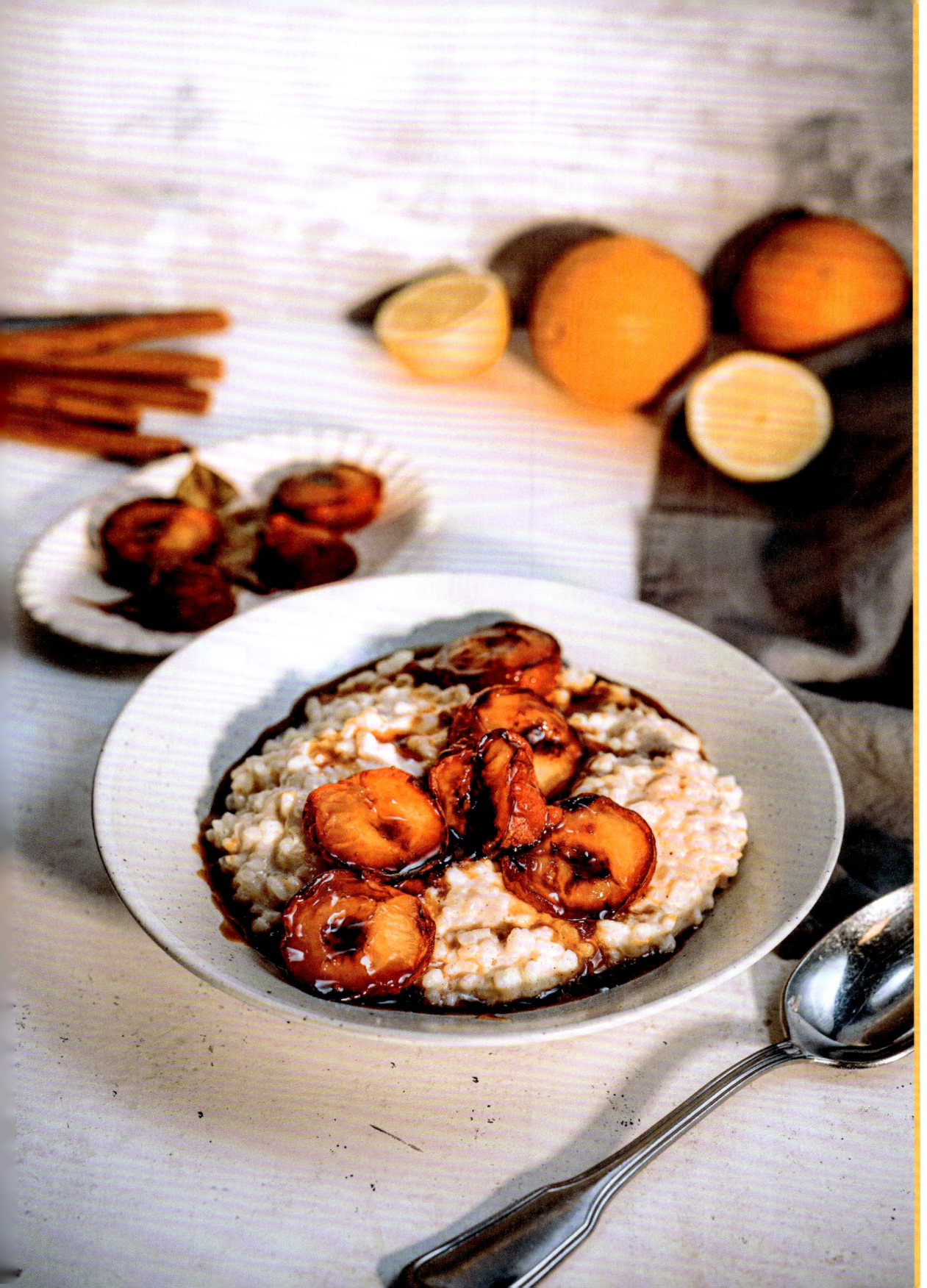

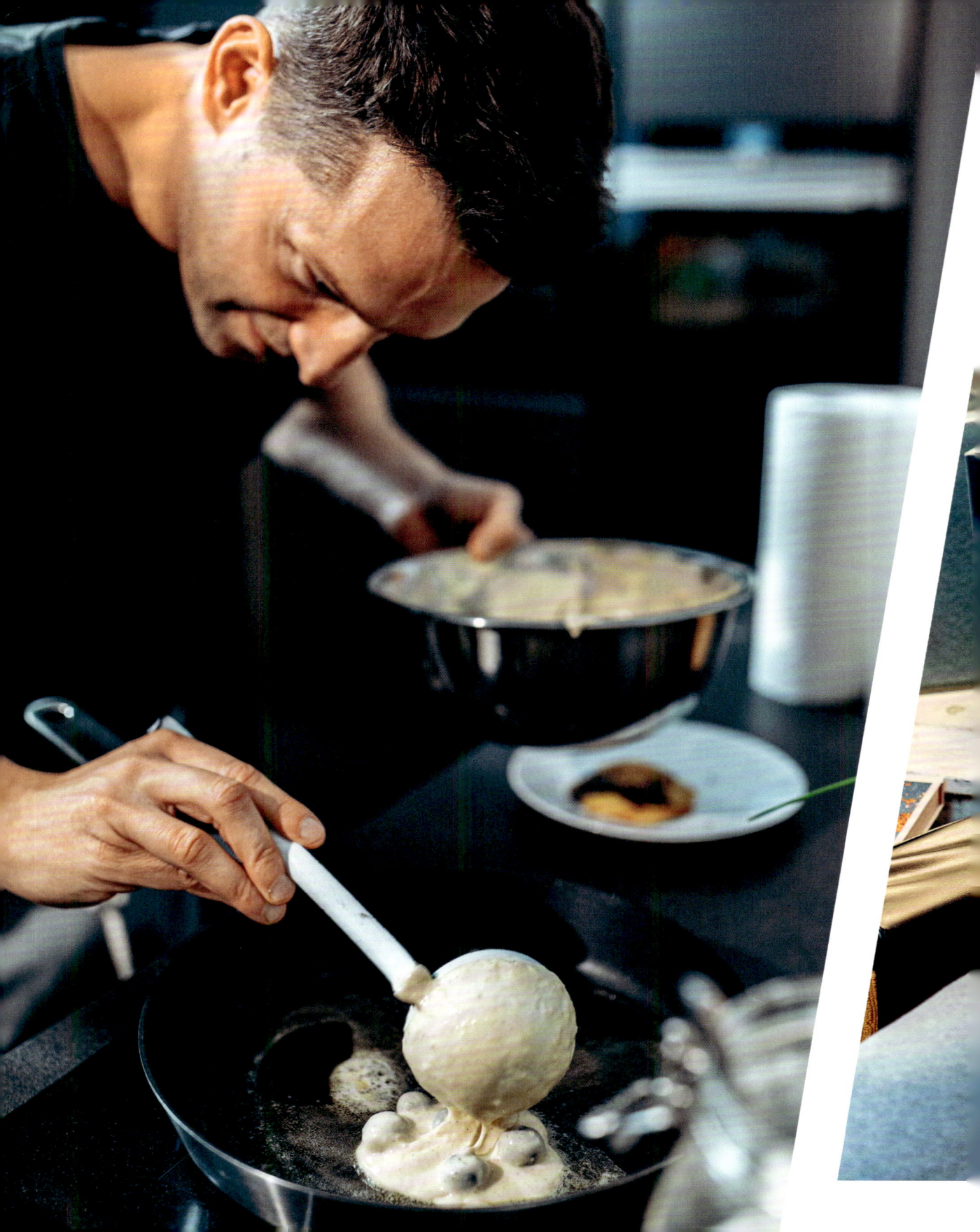

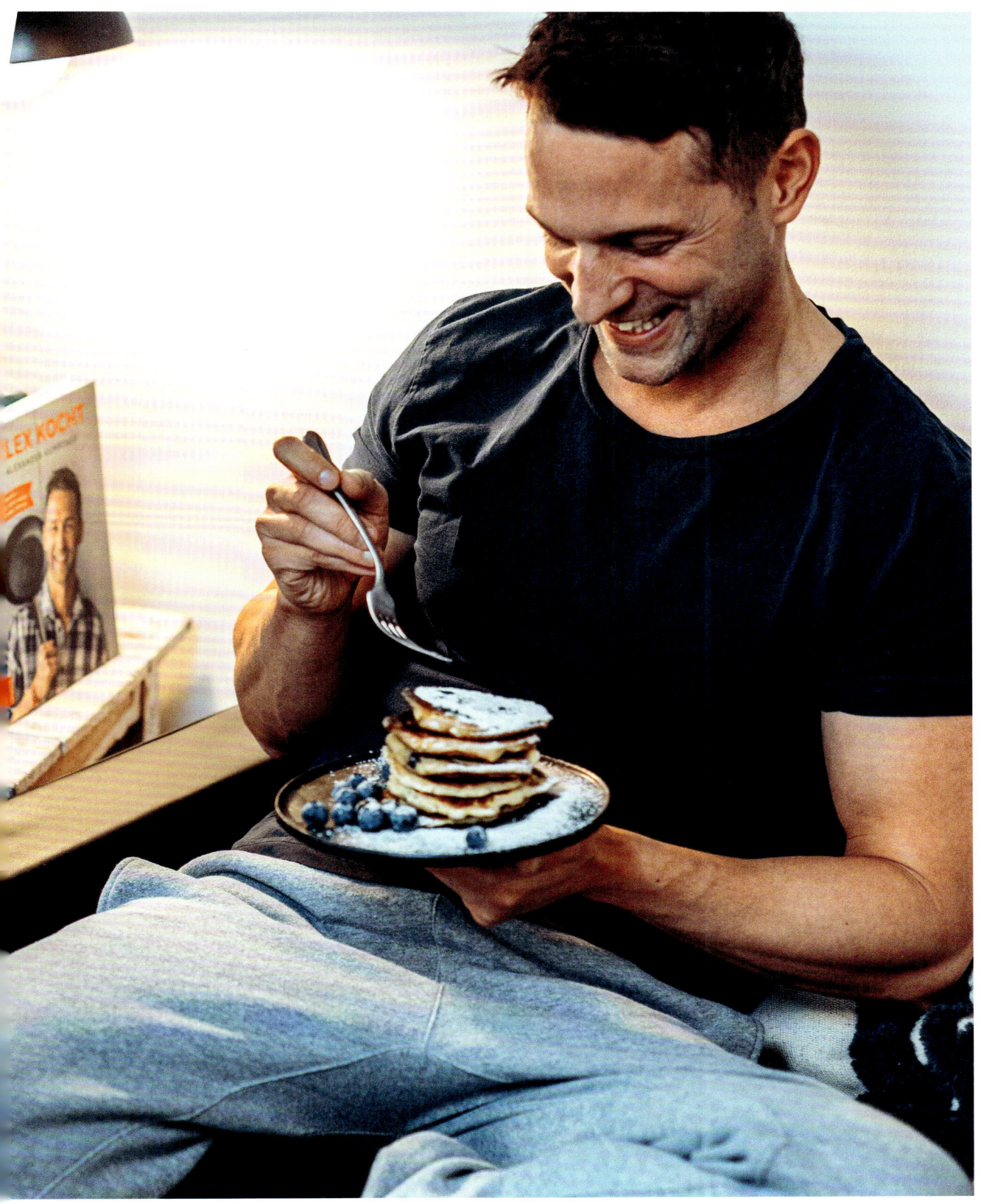

FLUFFIGE BLAUBEER-PANCAKES

4 PERSONEN

Pro Person: 500 kcal,
10 g EW, 24 g F, 58 g KH

ZUBEREITUNGSZEIT CA. 25 MINUTEN

200 g Mehl
3 TL Backpulver
Salz
1 Ei
55 g zerlassene Butter
300 ml Milch

200 g Blaubeeren
  (Heidelbeeren)
Mark von 1 Vanilleschote
  (oder Zimtpulver)
Butter zum Braten (ca. 40 g)
ca. 60 g Puderzucker

- Das Mehl mit dem Backpulver und etwas Salz in einer Schüssel mischen.

- In einer zweiten Schüssel das Ei mit der Butter und der Milch mit einem Schneebesen ebenfalls verrühren. Diese Mischung langsam unter die Mehlmischung rühren.

- Die Beeren verlesen, waschen und mit dem Vanillemark vorsichtig unter den Teig heben.

- Wenig Butter in einer Pfanne erhitzen. Mit einem kleinen Schöpflöffel kleine Teigmengen in die Pfanne geben und bei mittlerer Hitze auf jeder Seite etwa 3 bis 4 Minuten zu Pancakes backen. So weiterverfahren, bis der Teig aufgebraucht ist, dabei ggf. noch mal etwas Butter dazugeben.

- Die Blaubeer-Pancakes übereinanderstapeln und mit dem Puderzucker bestäuben.

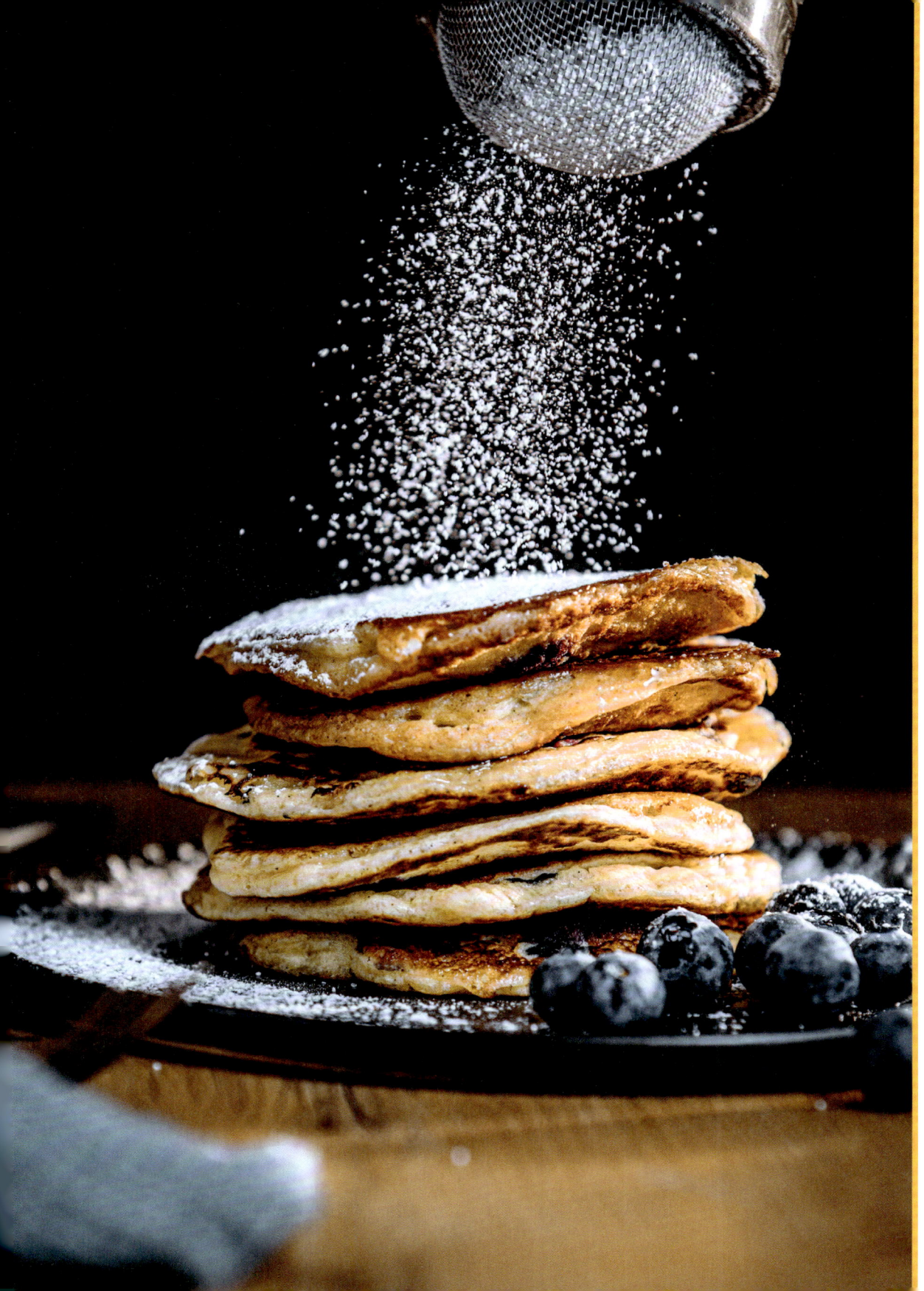

MACADAMIA-COOKIE-
EISSANDWICH

4 PERSONEN

**Pro Person: 1070 kcal,
14 g EW, 61 g F, 115 g KH**

ZUBEREITUNGSZEIT CA. 25 MINUTEN · KÜHLZEIT CA. 1 STUNDE

110 g weiche Butter
130 g brauner Zucker
60 g weißer Zucker
1 Ei
210 g Mehl
1 TL Backpulver
Salz

100 g Macadamianüsse
80 g weiße Schokolade
    (oder Schokoladendrops)
250 g Vanilleeis
    (Fertigprodukt)

• Die Butter in der Küchenmaschine oder mit den Quirlen des Handrührgeräts cremig schlagen. Beide Zuckersorten dazugeben und weitere 5 Minuten verrühren, damit sich Butter und Zucker gut verbinden – die Masse sollte cremig und heller als zu Beginn sein. Das Ei einrühren.

• Das Mehl mit dem Backpulver und 1 Prise Salz verrühren und mit einem Kochlöffel unter die Buttermischung rühren, bis ein homogener Teig entsteht.

• Die Macadamianüsse sowie die weiße Schokolade hacken und ebenfalls unter den Teig rühren. Die Masse im Kühlschrank etwa 1 Stunde kühl stellen.

• Den Backofen auf 190 °C vorheizen. Ein Backblech mit Backpapier auslegen. Aus dem Teig etwa 8 gleich große Kugeln formen, auf das Blech legen und leicht andrücken. Im Ofen auf der mittleren Schiene 7 bis 9 Minuten goldbraun backen. Die Cookies sollten außen knusprig sein und innen noch etwas weich. Aus dem Ofen nehmen und abkühlen lassen.

• Jeweils 2 Cookies mit etwas Vanilleeis zu einem Sandwich zusammensetzen.

▶ **Die Cookie-Sandwiches eventuell kurz noch mal in das Tiefkühlfach geben, damit sie gut zusammenhalten. Die Sandwiches kannst du auch gut einfrieren und bei Bedarf auftauen.**

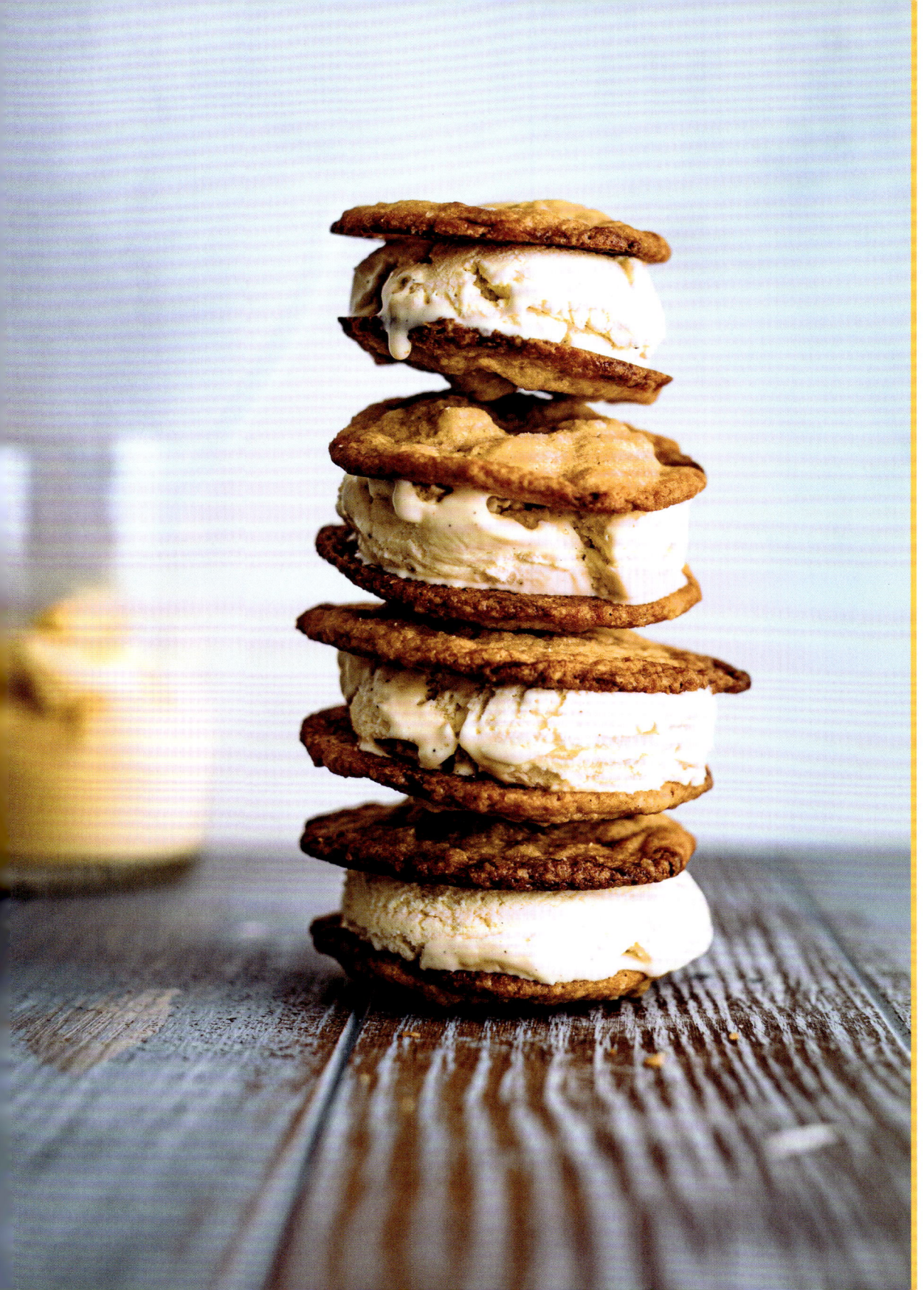

FLAMBIERTE SALZ-KARAMELL-

BANANEN MIT ERDNUSSEIS

4 PERSONEN

Pro Person: 480 kcal,
6 g EW, 17 g F, 52 g KH

ZUBEREITUNGSZEIT CA. 25 MINUTEN

FÜR DAS ERDNUSSEIS:

1 EL gesalzene, geröstete
  Erdnusskerne
300 g tiefgekühlte Bananen
3 frische Datteln
200 g griechisches Joghurt
2 EL Erdnussbutter

FÜR DIE BANANEN:

4 EL Butter
8 TL brauner Zucker
4 Bananen
½ TL Zimtpulver
2 EL Bananenlikör
120 ml weißer Rum
½ TL Salz

• Für das Erdnusseis die Erdnüsse hacken. Bananen grob schneiden. Die Datteln halbieren und entsteinen. Bananen und Datteln mit dem Joghurt im Mixer so schnell wie möglich zu einem cremigen Eis mixen. Zuletzt die Erdnussbutter und die Erdnüsse unterrühren. Das Eis bis zum Servieren in das Tiefkühlfach stellen.

• Für die Bananen die Butter und den Zucker in einer Pfanne schmelzen. Die Bananen schälen, halbieren und im Butter-Zucker-Mix karamellisieren, bis sie leicht gebräunt sind.

• Den Zimt und den Bananenlikör dazugeben und mit dem Rum ablöschen. Flambieren (das geht am besten mit einem Flambierbrenner), mit Salz abschmecken und die flambierten Salz-Karamell-Bananen sofort mit dem Eis anrichten. Nach Belieben noch mit grobem Meersalz verfeinern.

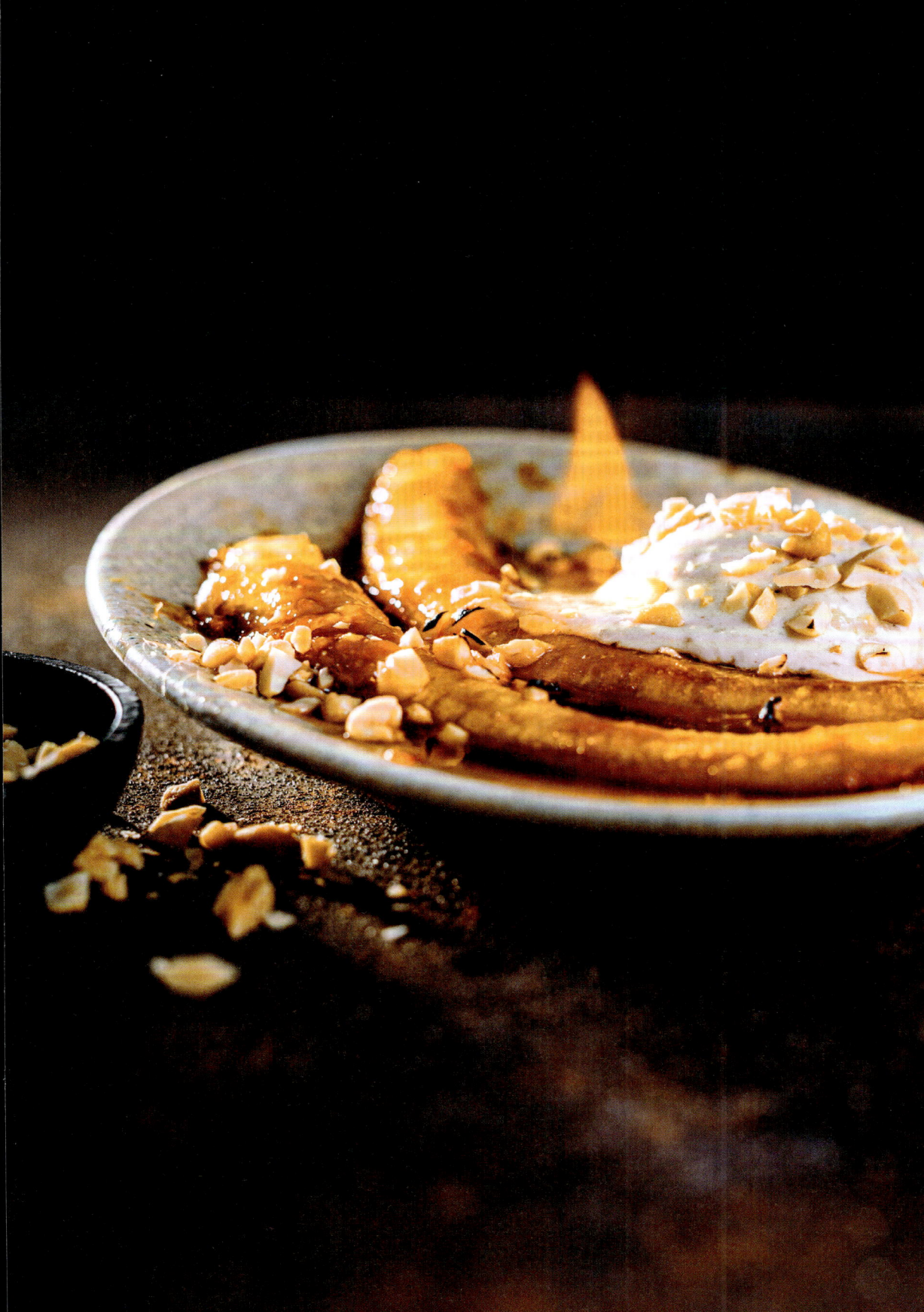

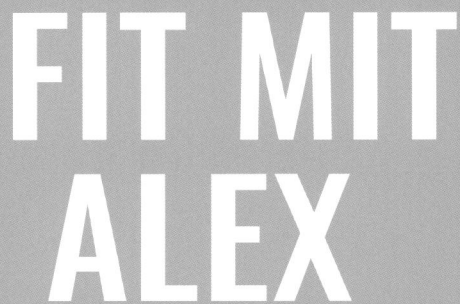

FIT MIT ALEX

MEIN WORK-OUT — KURZ UND EFFEKTIV

*Bewegung bzw. Sport gehören in meinen Alltag wie kochen
und essen. Wenn ich nur wenig Zeit habe, absolviere
ich eine schnelle, unkomplizierte Trainingseinheit mit den
Übungen auf den folgenden Seiten. Das schafft jeder — auch du!*

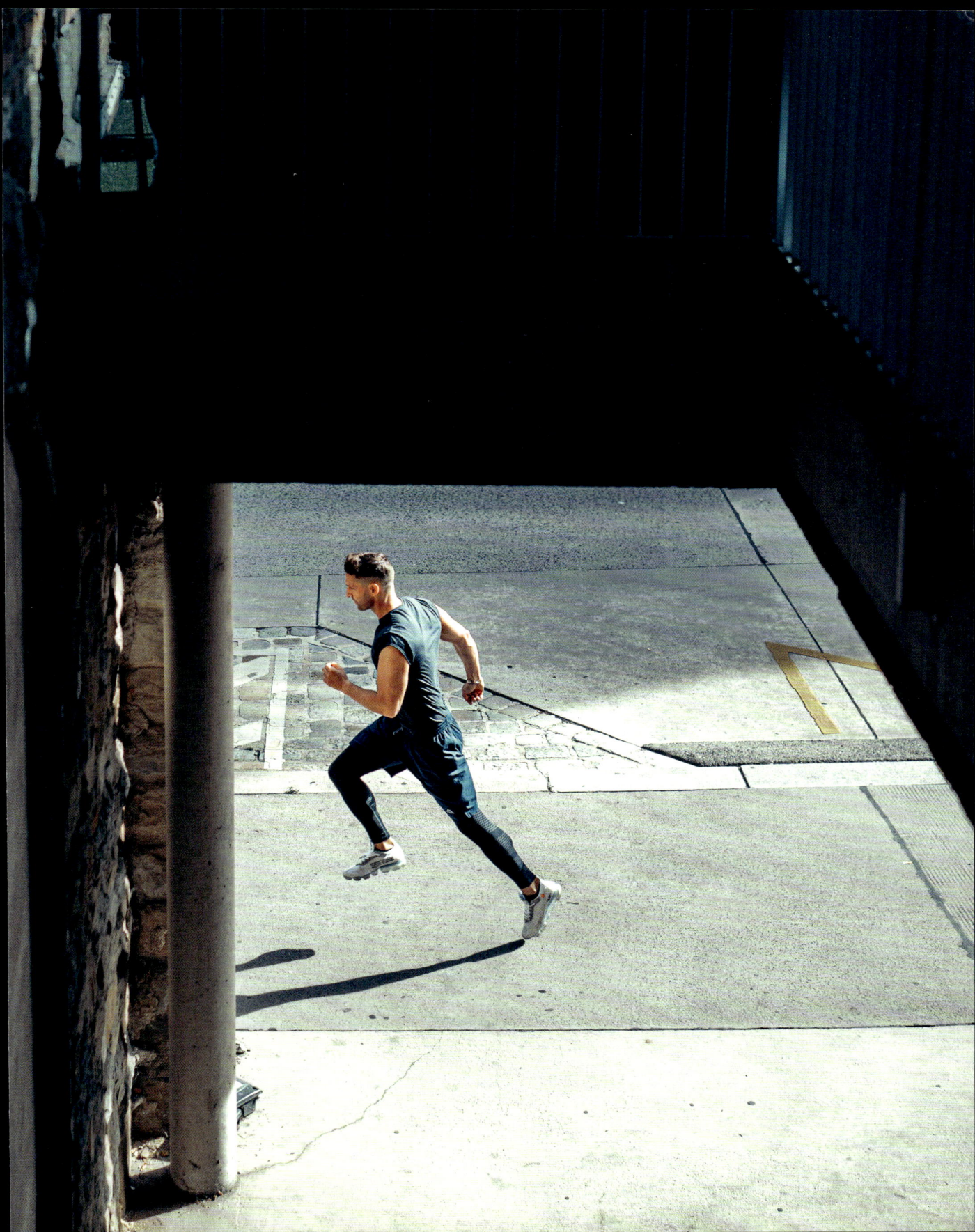

POWER TANKEN FÜR DEN SPORT

Du bist, was du isst – das gilt auch beim Sport. Zum Glück kannst du deinen Sport prima mit deiner Ernährung unterstützen. Auspowern, entspannen, den Kopf frei kriegen und Kalorien killen – die Kraft dafür holst du aus deinem Essen, wenn du meine Tipps beachtest.

▶ Füttere deine Muskeln. Sie brauchen vor allem hochwertiges Eiweiß und gute Kohlenhydrate. Der beste Zeitpunkt ist dafür nach dem Training. Protein fördert den Aufbau und die Regeneration der Muskulatur. Meine Lieblings-Proteinbomben findest du ab Seite 36.

▶ Wenn du abnehmen willst, isst du nach dem Training nur Eiweiß mit wenig Fett und keine Kohlenhydrate. Denn die Muskeln holen sich ihre Energie aus den eigenen Fettreserven, wenn sie keine Carbs bekommen.

▶ Wenn du gerne morgens sportelst, kannst du die gesunden Effekte des Fastens verstärken (siehe Seite 18 ff.), indem du die nächtliche Fastenphase mit einer Trainingseinheit vor der ersten Mahlzeit verlängerst. Du kannst zum Beispiel nur mit einem Glas Wasser und einem schwarzen Kaffee ins Training gehen.

▶ Gehe nicht mit vollem Bauch an den Start. Die letzte große Mahlzeit sollte zwei bis drei Stunden zurückliegen.

▶ Wenn du vorm Sport noch einen kleinen Energiekick brauchst, eignet sich als Snack zum Beispiel eine Banane, ein Apfel oder ein Naturjoghurt mit Haferflocken. Du kannst dir auch einen Smoothie mixen (Rezeptideen findest du auf Seite 78 ff.). Oder bereite dir einen meiner Energieriegel (siehe Seite 102) auf Vorrat zu – dann hast du immer einen leckeren Snack griffbereit.

▶ Denk ans Trinken. Wenn du viel Sport treibst, brauchst du mehr als zwei Liter täglich. Bei längeren Trainingseinheiten solltest du auch immer wieder zwischendurch trinken. Denn beim Sport steigt der Flüssigkeitsbedarf.

MEIN TÄGLICHES WORK-OUT

Bei schönem Wetter in Wien gehe ich gleich morgens ohne Frühstück draußen joggen. Danach trifft man mich vielleicht im Gym, wo ich an Geräten trainiere. Wenn ich dafür keine Zeit habe oder zu faul bin, mache ich sechs Übungen zu Hause oder im Hotel, mit denen ich alle Muskeln stärke. Das funktioniert komplett ohne Geräte, dauert nicht lang und ist unkompliziert, aber höchst effektiv. Dabei trainiere ich den ganzen Körper mit Planks und Liegestützen, den Bauch mit Crunches und die seitlichen Bauchmuskeln wie Spider-Man.

TIRAMISU UND TREPPEN

Mit der richtigen Ernährung pushst du deine sportliche Leistung, aber du kannst mit Bewegung auch kleine Ernährungssünden wieder ausgleichen. Sieh mal, was du wie lange tun musst, wenn du Pommes mit Currywurst nicht widerstehen konntest.

Um die Beine zu stärken, absolviere ich tiefe Ausfallschritte und für den Rücken strecke ich mich wie Superman. Die einzelnen Übungen mit Anleitungen siehst du auf den nächsten Seiten.

Wenn ich tagsüber sehr viel gegessen habe, lege ich manchmal auch noch eine Sporteinheit am Abend ein. Ansonsten bin ich – wie ich am Anfang dieses Buchs schon verraten habe – leidenschaftlicher Fußgänger, und das nicht nur in Wien.

Wenn ich auf Reisen bin, laufe ich manchmal zwei Stunden durch eine fremde Stadt zu meinen Terminen, einfach weil's mir Spaß macht und ich mich dabei wunderbar erholen kann.

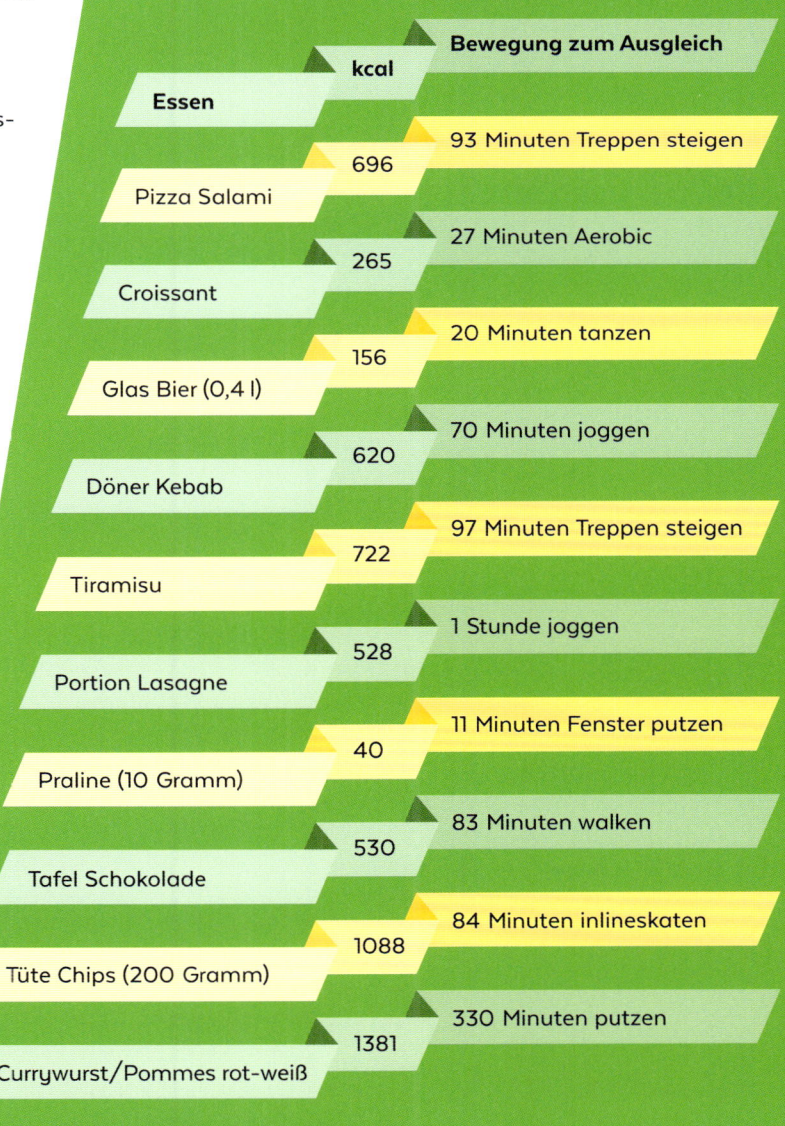

Essen	kcal	Bewegung zum Ausgleich
Pizza Salami	696	93 Minuten Treppen steigen
Croissant	265	27 Minuten Aerobic
Glas Bier (0,4 l)	156	20 Minuten tanzen
Döner Kebab	620	70 Minuten joggen
Tiramisu	722	97 Minuten Treppen steigen
Portion Lasagne	528	1 Stunde joggen
Praline (10 Gramm)	40	11 Minuten Fenster putzen
Tafel Schokolade	530	83 Minuten walken
Tüte Chips (200 Gramm)	1088	84 Minuten inlineskaten
Currywurst/Pommes rot-weiß	1381	330 Minuten putzen

KOMM IN SCHWUNG

UM ERST EINMAL IN FAHRT ZU KOMMEN, KANNST DU GEHEN, LAUFEN, HÜPFEN, TREPPEN STEIGEN ODER DICH MIT JUMPING JACKS VERGNÜGEN.

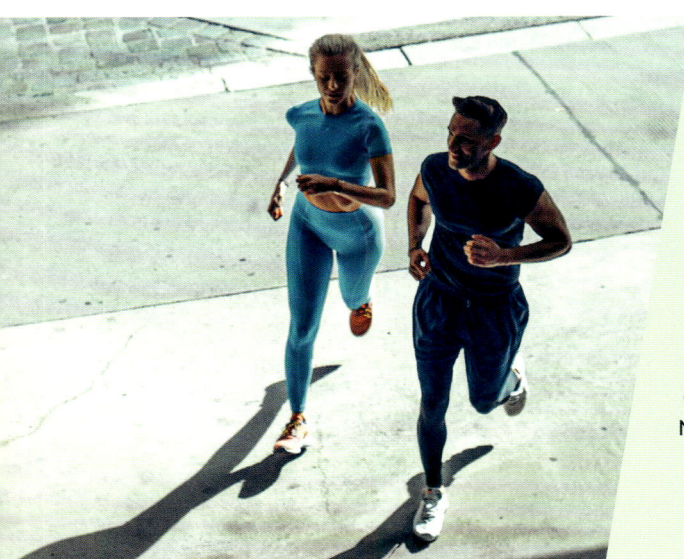

AB NACH DRAUSSEN

Nutze deine freie Zeit, um draußen ein paar Runden zu drehen.

Faustregel fürs Tempo: Du solltest laufen, ohne zu schnaufen, also dich nebenbei noch nett unterhalten können.

Anfänger beginnen mit schnellem Gehen, dann abwechselnd walken und laufen (jeweils eine Minute). Danach nur noch laufen.

ÜBER STOCK UND STEIN

Lass unterwegs keine Treppe aus. Das gilt nicht nur bei Jogging- oder Walkingrunden, sondern auch zwischendurch – zum Beispiel auf dem Weg in dein Büro im dritten Stock, auf den Treppen zum tollen Aussichtspunkt oder zum nächsten Gym. Um Fahrstühle machst du einfach einen Bogen.

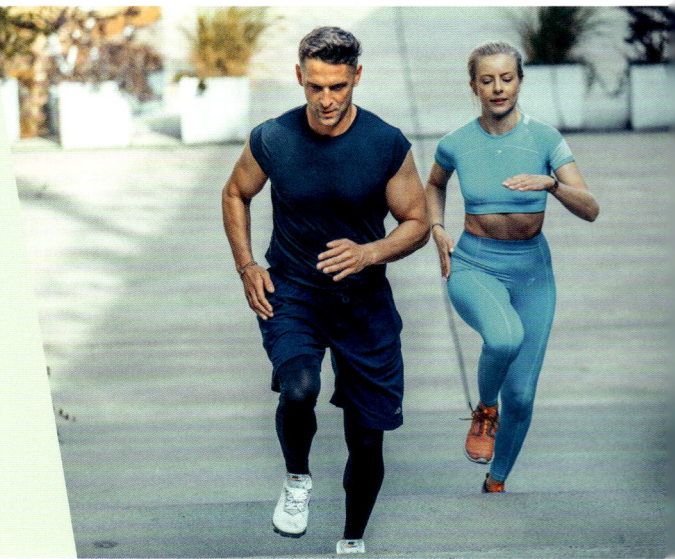

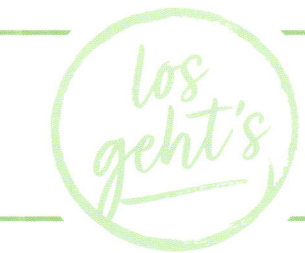

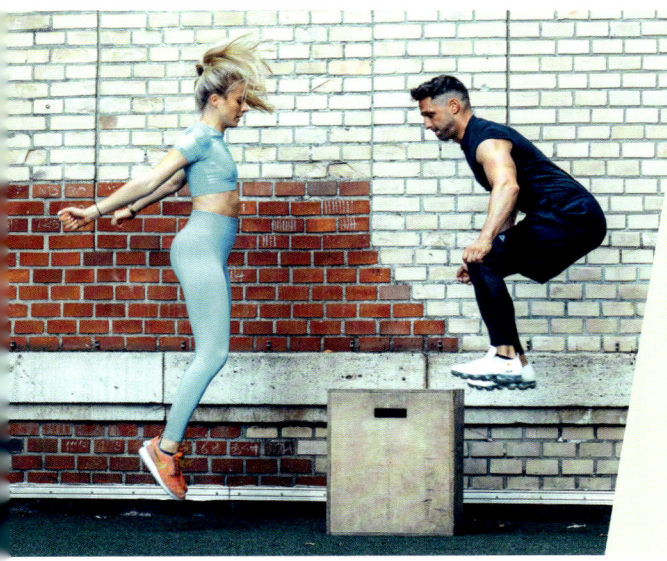

AUF UND AB

Ob Stufen, Mauern oder stabile Holzkisten –
ergibt sich zwischendurch eine Gelegenheit zum
Springen, nutze sie.

Hüpfe dabei mehrmals nacheinander
möglichst hoch.

Anfänger: 5 Mal,
Fortgeschrittene: 10 Mal.

HÄNDE HOCH

Wenn du keine Strecken zurücklegen willst,
machst du einfach den Jumping Jack – auch
bekannt als Hampelmann –, bis du schwitzt.

Du springst hoch und spreizt die Beine, bis du
etwas mehr als schulterbreit stehst. Dabei hebst
du die Arme seitlich über den Kopf und springst
wieder in die Ausgangsstellung.

Anfänger: 30 Mal,
Fortgeschrittene: 60 Mal.

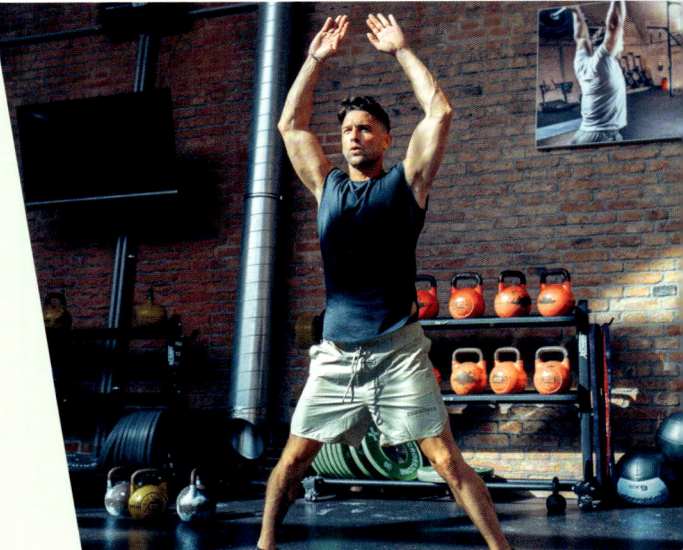

BAU DIR MUSKELN AUF

MUSKELN SIND PRIMA KALORIENFRESSER UND ENERGIEVERBRAUCHER. SIE ARBEITEN SOGAR DANN FÜR DEINE FIGUR, WENN DU SCHLÄFST. ALSO RAFF DICH AUF!

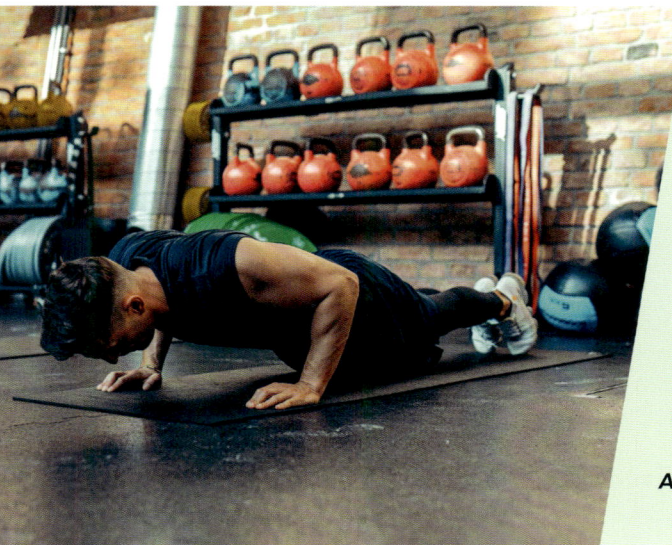

FÜR DIE ARME UND MEHR: LIEGESTÜTZ

Den klassischen Liegestütz merkst du vor allem in den Armen, er fordert aber noch mehr: Du trainierst Schultern, Rücken, Rumpf, Brust, Trizeps und das Gesäß in einem Abwasch. Die Variante dazu ist der Plank (Unterarmstütz).

Wichtig für beide Übungen: Achte darauf, dass dein Körper eine Linie bildet und du nach unten blickst, damit die Halswirbelsäule nicht überstreckt wird.

Anfänger: 5 Mal, Fortgeschrittene: 10 Mal.

FÜR DIE SEITLICHEN BAUCHMUSKELN: SEITSTÜTZ

Lege dich seitlich auf den Boden, stütze dich mit dem unteren Arm auf, dein Unterarm liegt direkt unter deiner Schulter auf dem Boden auf, dein anderer Arm liegt entspannt auf der Hüfte. Führe nun die Hüfte nach oben, sodass der Oberschenkel vom Boden abhebt, dein Körper bildet von Kopf bis Fuß eine Linie. 30 bis 60 Sekunden lang stabil halten, dann Hüfte wieder langsam absenken.

Anfänger: 2 Mal pro Seite,
Fortgeschrittene: 3 bis 4 Mal pro Seite.

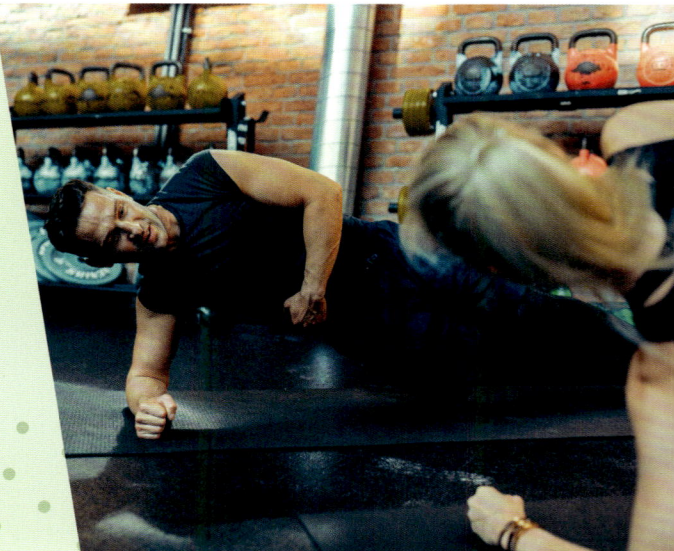

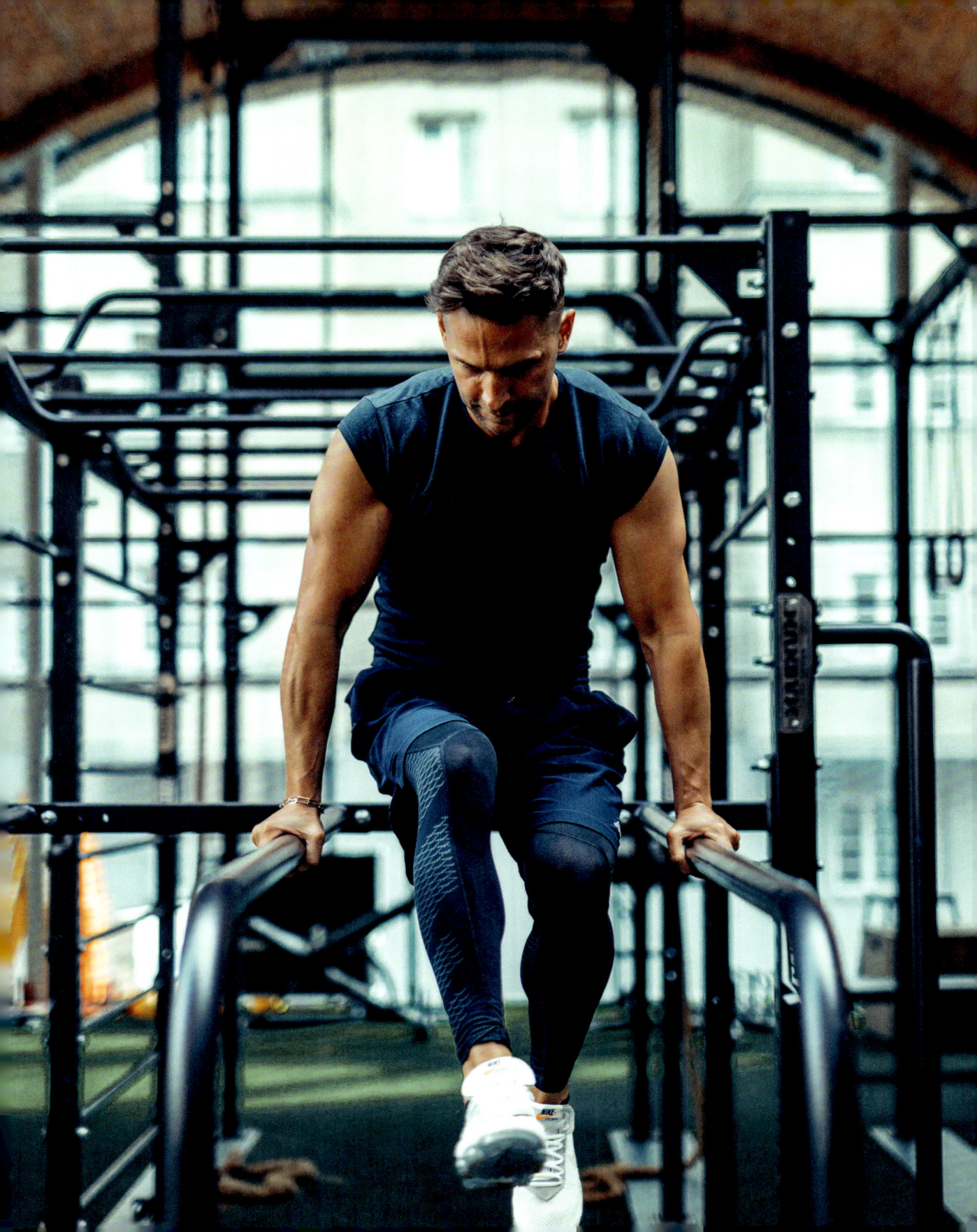

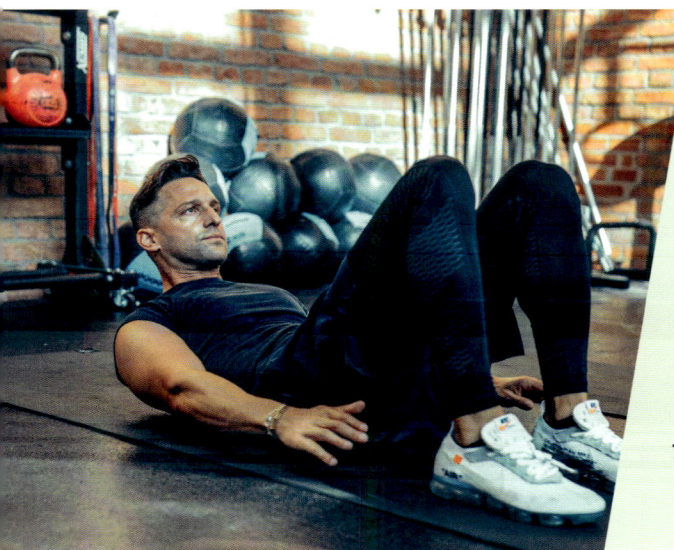

CRUNCH FÜR DEN BAUCH

Ran an die geraden Bauchmuskeln.

Leg dich auf den Rücken, sodass Kopf und Arme in der Luft sind. Die Füße stehen hüftbreit auf dem Boden. Nun hebst du die Beine etwa im rechten Winkel vom Boden ab und führst sie Richtung Kopf.

Halte am höchsten Punkt, bevor du in die Ausgangslage zurückgehst.

10 bis 20 Mal.

AUSFALLSCHRITTE FÜR DIE BEINE

Hier geht's um die Vorder- und die Rückseite der Beine, ums Gesäß und auch um die Rückmuskulatur.

Für den tiefen Ausfallschritt setzt du einen Fuß nach vorn und senkst dich so weit ab, dass das hintere Knie fast den Boden berührt.

Mache so viele Wiederholungen, wie du schaffst. Dann wechselst du das Bein.

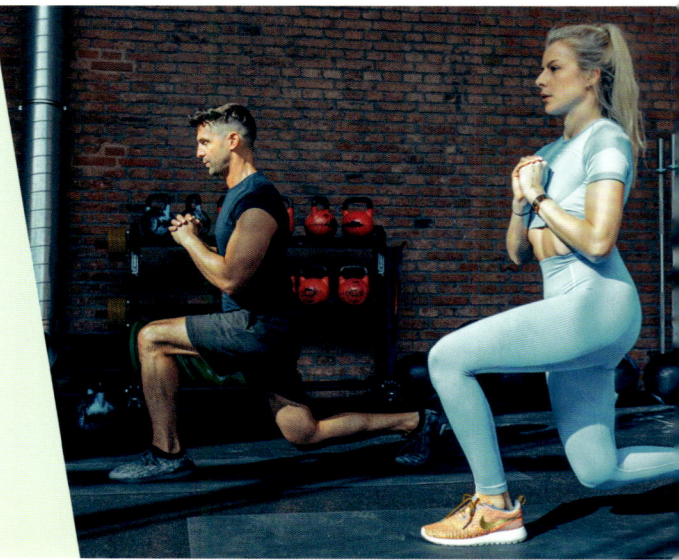

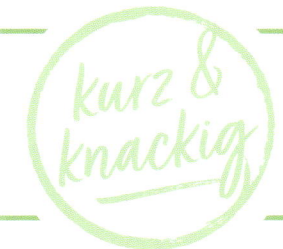

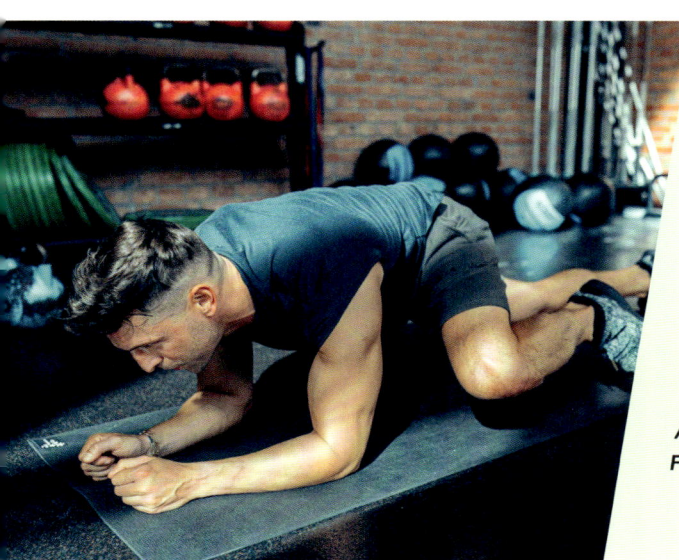

SPIDERMAN FÜR DIE SEITLICHEN BAUCHMUSKELN

Jetzt bringst du auch die seitlichen Bauchmuskeln in Form.

Stütz dich auf die Unterarme und ziehe einen Fuß seitlich nach vorne und wieder zurück. Dann wechselst du das Bein und crunchst die andere Seite.

Mach die Übung sehr langsam.

Anfänger: 5 Mal pro Seite,
Fortgeschrittene: 10 Mal.

SUPERMAN FÜR EINEN STARKEN RÜCKEN

Um Superman zu werden, brauchst du einen kräftigen Rücken.

Für diese Übung legst du dich auf den Bauch, hebst Beine und Oberkörper vom Boden ab und führst die gestreckten Arme von hinten über die Seiten bis nach vorn.

Anschließend senkst du Beine, Oberkörper und Arme wieder ab, bis du fast den Boden berührst.

Dann wiederholst du das Ganze **10 bis 15 Mal.**

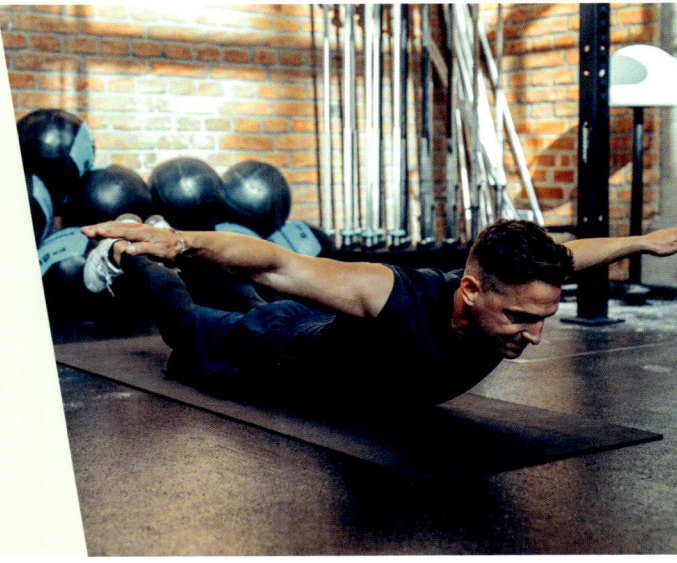

REGISTER
VON A BIS Z

IMPRESSUM

© 2020 ZS Verlag GmbH
Kaiserstraße 14 b, D-80801 München

ISBN 978-3-96584-031-7
1. Auflage 2020

Projektleitung: Ines Alms, Eva-Maria Hege
Lektorat: Eva-Maria Hege
Texte: Franziska Pfeiffer
Grafisches Konzept: ZERO Werbeagentur, München; Irene Schulz
Grafische Gestaltung & Satz: Irene Schulz, Sophia Stolz
Fotografie: Konstantin Reyer
Foodstyling: Kevin Ilse
Herstellung: Frank Jansen
Producing: Jan Russok
Druck und Bindung: optimal media, Röbel

Kurze Wege schonen die Umwelt
Dieses Buch wurde in Deutschland gedruckt

Im Buch enthaltene Foodfotos können zur eigenen Nutzung erworben werden unter www.stockfood.com

Die ZS Verlag GmbH ist ein Unternehmen der Edel SE & Co. KGaA, Hamburg.
www.zsverlag.de
www.facebook.com/zsverlag

Ich bin so happy, dass ich nun schon mein zweites „Baby" in den Händen halte. Dass dem so ist, liegt vor allem an dem tollen Team, das mich die ganze Zeit über begleitet und unterstützt hat.

DAFÜR EIN RIESIGES DANKE AN:

- *Eva Hege, Kathrin Ullerich, Jürgen Brandt sowie den gesamten ZS Verlag für das große Vertrauen und die mega Unterstützung*
- *Fotograf Konstantin Reyer, Foodstylist Kevin Ilse, Roland Zygmunt und Ronnie Böhm für die tollen Bilder*
- *Franziska Pfeiffer für die treffsicheren Texte*
- *Anna Lena Lubitz und Stephan Strauss für die großartige PR*
- *meine Freundin Julia für ihre vielen Ideen, ihre Motivation und Unterstützung*
- *Lili, meine Fitnesspartnerin, für die coolen Fitnessmotive*
- *Deborah Salamon für ihr Rund-um-die-Uhr-Management*
- *meine Eltern, die mich bei allem unterstützen.*

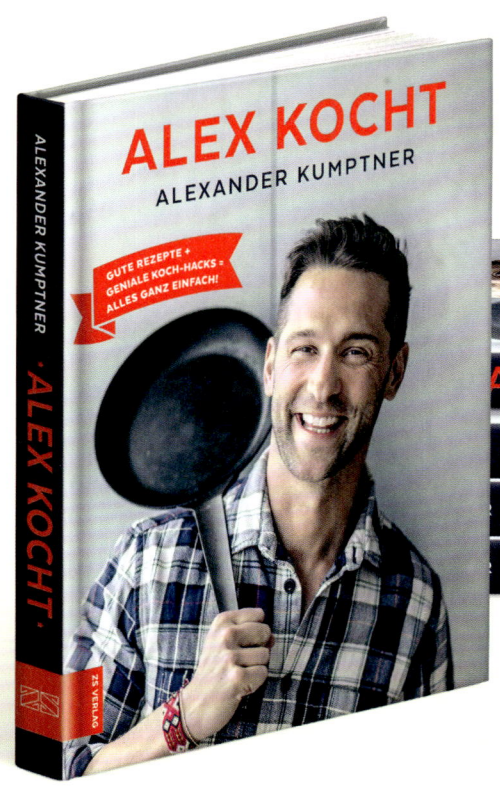
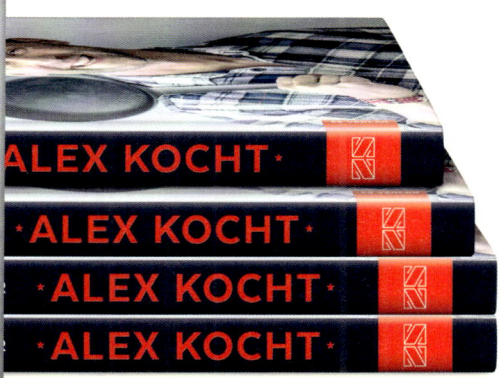